Albrecht Boeckh

Gestalttherapie

Therapie & Beratung

Albrecht Boeckh

Gestalttherapie

Eine praxisbezogene Einführung

Psychosozial-Verlag

Bibliografische Information der Deutschen Nationalbibliothek
Die Deutsche Nationalbibliothek verzeichnet diese Publikation
in der Deutschen Nationalbibliografie; detaillierte bibliografische Daten
sind im Internet über http://dnb.d-nb.de abrufbar.

Komplett überarbeitete, erweiterte und aktualisierte Neuausgabe
(2006, Kreuz-Verlag, Stuttgart)

Walltorstr. 10, D-35390 Gießen
Fon: 06 41 - 96 99 78 - 18; Fax: 06 41 - 96 99 78 - 19
E-Mail: info@psychosozial-verlag.de
www.psychosozial-verlag.de

Umschlagabbildung: Paul Klee: »Doppelzelt«, 1923
Umschlaggestaltung und Innenlayout
nach Entwürfen von Hanspeter Ludwig, Wetzlar
www.imaginary-world.de
Druck: Majuskel Medienproduktion GmbH, Wetzlar
www.majuskel.de
ISBN 978-3-8379-2515-9

Für Anna, Jakob und Eva Christina,
die das Entstehen dieses Buches geduldig ertragen
und immer wieder unterstützend begleitet haben.

Inhalt

Vorwort

Das vorliegende Buch ist eine wesentlich erweiterte zweite Auflage der im Kreuz-Verlag, Stuttgart 2006 erschienen Einführung in die Gestalttherapie: *Die Gestalttherapie – eine praktische Orientierungshilfe.*

Es hat die verschiedenen Stränge aufgenommen, die in den letzten Jahrzehnten die Gestalttherapie als einen lebendigen Diskurs kennzeichnen und auch versucht, den Bezug zu den anderen Humanistischen Psychotherapiemethoden zu beleuchten.

Dabei kann es aber immer noch als ein Einführungsband mit vielen praktischen Beispielen gelten und interessierte Laien, Therapeutinnen und Therapeuten anderer Psychotherapieschulen und Auszubildenden in Gestalttherapie einen systematischen Überblick über die Grundlagen und Methoden der Gestalttherapie geben.

Ergänzt wurde dieser Einführungsband auch um ein sehr ausführliches Literaturverzeichnis.

Danken möchte ich allen Gestaltkolleginnen und -kollegen, mit denen ich immer wieder und oft auch kontrovers diskutieren konnte, v. a. den Mitgliedern des Arbeitskreises Klinische Gestalttherapietheorie: Rosemarie Wulf, Deirdre Winter, Regine Fresser-Kuby, Nina Gegenfurtner, Achim Votsmeier-Röhr und Otto Glanzer; dann meinen geschätzten Kolleginnen und Kollegen in der Redaktion der Zeitschrift *Gestalttherapie*: Evi Kroschel, die Ende 2014 leider viel zu früh verstorben ist, Christiane Molkenbuhr, Stefan Hahn, Josta Bernstädt, Reiner Dickopf, Christian Rabanus und Thomas Maurer. Mein Dank gilt auch den Kolleginnen und Kollegen des

Gestalt Institut Hamburg, allen voran Julia und Marcus Lambrecht. Ganz besonders danke ich meinen Klientinnen und Klienten und den vielen Ausbildungskandidatinnen und -kandidaten, die sich mir in den letzten drei Jahrzehnten anvertraut haben. Von ihnen habe ich am meisten gelernt.

Dem Psychosozial-Verlag danke ich für die Bereitschaft, dieses Buch herauszubringen und mir damit zu ermöglichen, meine Erfahrungen und Erkenntnisse weiterzugeben.

Albrecht Boeckh im Herbst 2015

Statt einer Einleitung

Stellen Sie sich vor, Sie kommen wegen eines Angstgefühls, das sie immer wieder bedrückt, in Therapie und es entwickelt sich nach einiger Zeit folgender Dialog:

Klient/in[1]**:** Ich spüre immer wieder so eine bedrückende Ängstlichkeit.
Therapeut/in: Wie spüren sie dies denn genau?
K: Am stärksten ist so ein Kloß-Gefühl im Hals.
T: Können Sie das näher beschreiben?
K: Es drückt so und brennt irgendwie.
T: Können Sie sich mit diesem Kloß-Gefühl identifizieren?
K: Was, ich soll dieses Gefühl sein?
T: Wie würde es Ihnen gehen, wenn Sie dieses Gefühl wären?
K: Ich würde mich scheußlich fühlen.
T: Könnten Sie diesem Gefühl Ihre Stimme geben und als dieses Kloß-Gefühl sprechen?
K: Ich fühle mich ängstlich und unter Druck.
T: Wem möchten Sie das sagen?
K: Meiner Mutter.
T: Stellen Sie sich vor, sie sitzt Ihnen auf diesem Stuhl gegenüber und Sie sagen das zu ihr.

1 Der Einfachheit halber werde ich in diesem Buch meist nur die männliche Form – Klient bzw. Therapeut – verwenden, auch wenn ich das nicht ganz korrekt finde. Die Leserinnen mögen mir das nachsehen.

K: Du machst mir Angst und setzt mich unter Druck.

T: Können Sie das als Wunsch an die Mutter formulieren?

K: Mutter, hör bitte endlich auf, mich unter Druck zu setzen, das macht mir Angst.

T: Könnten Sie jetzt auf den Stuhl Ihrer Mutter wechseln und sich darauf antworten?

K *(wechselt den Stuhl. Jetzt in der Rolle der Mutter)*: Wenn du auch nie machst, was für dich gut ist.

T: Jetzt gehen Sie wieder auf Ihren eigenen Stuhl.

K: Ich glaube, ich weiß selbst, was für mich gut ist.

K *(als Mutter)*: Da bin ich mir gar nicht so sicher. Ich mache mir solche Sorgen um dich.

K: Ich glaube, du brauchst dir keine Sorgen mehr zu machen. Ich bin jetzt erwachsen.

K *(als Mutter)*: Bist du dir wirklich sicher.

K: Ja völlig.

T: Wie geht es Ihrem Hals? Spüren Sie noch den Kloß?

K *(erstaunt)*: Nein, der ist verschwunden. Ich fühle mich sehr gut.

Wenn Sie so etwas erleben, können Sie sich sicher sein: Das ist Gestalttherapie.

Was ist hier passiert, und warum in aller Welt soll es hilfreich sein, als »Kloß im Hals« mit einem leeren Stuhl zu sprechen? Auf diese und viele andere Fragen im Zusammenhang mit der Gestalttherapie soll dieses Buch Antwort geben.

Worum geht es in der Gestalttherapie?

Gestalttherapie geht von der grundsätzlichen Leib-Seele-Geist-Einheit aus.

Sie versteht den Menschen als selbstregulierenden Organismus im Kontakt mit seinem lebensnotwendigen, physischen und sozialen Umweltfeld. Störungen des Verhaltens oder der Befindlichkeit sind auf die Blockierung dieser Selbstregulation im Kontakt mit dem Umfeld zurückzuführen. Gestalttherapie ist eine Methode, die bei der Auflösung dieser Blockaden hilft.

Sie konzentriert sich dabei auf das, was im »Hier und Jetzt« im Kontakt mit der Mitwelt und Umwelt im Vordergrund des Gewahrseins ist. Ihr Ziel ist es, auf diese Weise die lebendigen Potenziale der Persönlichkeit freizulegen und den kreativen Kontakt der Menschen mit ihrer Umwelt zu fördern.

Gestalttherapie ist daher nicht nur ein erprobtes und effektives Verfahren zur Behandlung einer großen Zahl seelischer oder psychosomatischer Störungen, sondern kann auch die Persönlichkeitsentfaltung gesunder Menschen sinnvoll unterstützen.

Das, was ich hier so emphatisch als Zielsetzung der Gestalttherapie, als Entfaltung der Potenziale nicht nur von Kranken, sondern auch von Gesunden, bezeichnet habe, bedarf natürlich besonderer methodischer Unterstützung. Gestalttherapeutische Methoden zielen hierbei auf die Intensivierung des Gewahrseins im Hier und Jetzt, auf die Klarheit der Wahrnehmung und auf die Förderung des Gefühlserlebens und des Gefühlsausdrucks, denn nur dadurch ist die Offenheit und Wachheit im befriedigenden Kontakt und Austausch mit der Mitwelt und Umwelt wieder herstellbar.

Die Gründer

Zu den Begründern der Gestalttherapie gehören neben Fritz und Laura Perls sicherlich noch der Schriftsteller Paul Goodman (1911–1972) und der Gestaltpsychologe Ralph Hefferline (1910–1974), die zusammen mit Fritz Perls 1951 das grundlegende Theoriebuch zur Gestalttherapie geschrieben haben, und viele andere, wie Isadore From (1918–1994), die hier nicht alle erwähnt werden können.

Ich möchte mich hier auf Fritz und Laura Perls konzentrieren, weil sie wohl den wesentlichsten Beitrag für die Begründung und die Entwicklung der Gestalttherapie geleistet haben.

Fritz Perls

Als Friedrich Salomon Perls wurde er am 8. Juli 1893 in Berlin als drittes Kind einer jüdischen Kaufmannsfamilie geboren. Er studiert Medizin, nimmt am Ersten Weltkrieg als Rotkreuz-Helfer teil und wird nach Abschluss seines Medizinstudiums Psychiater. In den 20er Jahren lernt er die Psychoanalyse kennen und beginnt eine Psychoanalyse bei Karen Horney und später bei Wilhelm Reich, dessen körperbezogenes Konzept der Psychoanalyse für die Gestalttherapie sehr wichtig wird. 1926 wird er in Frankfurt Assistent des Neurologen Kurt Goldstein, über den er die Gestaltpsychologie kennenlernt. Hier lernt er außerdem Paul Tillich, Max Scheler und vor allem Martin Buber kennen. In Frankfurt begegnet er der Psychologin Lore Posner, mit der ihn nicht nur die Liebe, sondern auch eine lange Zusammenarbeit verbinden wird. Sie heiraten 1930. Nach der Machtübernahme der Nationalsozialisten gehen sie erst nach Amsterdam, später nach Südafrika, wo er als Arzt und Psychoanalytiker arbeitet. 1936 stellt er auf einem Psychoanalyse-Kongress in Marienbad sein Konzept des oralen Widerstandes vor. Freud reagiert abweisend, was Perls schwer enttäuscht. Wahrscheinlich ist hier der Grundstein für die Entwicklung einer eigenen Therapieform gelegt worden. In Südafrika entsteht 1944 sein erstes Theoriewerk: *Ego, Hunger and Aggression*[2], in dem er sich kritisch mit den Konzepten der Psychoanalyse auseinandersetzt. Nach ihrer Übersiedlung nach New York Ende der 40er Jahre integrieren sie immer stärker gestaltpsychologische Elemente in ihre Arbeit. Diese Entwicklung gipfelt 1951 in dem Buch *Gestalt-Therapy. Excitement and Growth in Human Personality*[3], dem Gründungsdokument der Gestalttherapie. 1952 wird das Gestalt-Institut in New York, 1953 das Institut in Cleveland gegründet. Fritz Perls geht aufgrund persönlicher Auseinandersetzungen nach Kalifornien. In den 50er Jahren hält er sich längere Zeit in Japan auf, wo er den ZEN-Buddhismus kennenlernt. Ab 1963 arbeitet er in Esalen an der kalifornischen Westküste, wo er seine berühmten Gestalt-Workshops abhält, die am besten in dem Buch *Gestalttherapie in Aktion*[4] dokumentiert sind. 1969 geht er schließlich mit einer Gruppe von Anhängern nach Vancouver Island, Canada wo er ein »Gestalt-Kibbuz« gründet. Er stirbt 1970 auf einer Vortragsreise in Chicago.

Der Arbeitsstil von Fritz Perls, der sogenannte *Westküstenstil* ist eher spektakulär auf dramatische Durchbrüche ausgerichtet. Die Bearbeitung der Widerstände hat Vorrang vor der empathischen Unterstützung seiner Klienten.

Laura Perls

Laura Perls wurde am 15. August 1905 als Lore Posner in einer jüdischen Juweliersfamilie in Pforzheim geboren. Sie besucht das Gymnasium (als

2 Perls, 1947 [1978]
3 Perls et al., 1951 [1979]
4 Perls, 1969/1974

einziges Mädchen der Klasse) und beginnt 1923 ein Jura-Studium in Frankfurt am Main. 1926 wechselt sie von Jura auf Psychologie und Philosophie. Sie studiert bei den Gestaltpsychogen Max Wertheimer, Kurt Goldstein und Adhemar Gelb (bei dem sie ihre Doktorarbeit schreibt), außerdem bei Edmund Husserl, Paul Tillich und Martin Buber. Im Jahr 1927 beginnt sie eine psychoanalytische Ausbildung bei Karl Landauer. Es folgt eine Lehranalyse bei Frieda Fromm-Reichmann. Ab 1931 hat sie eine eigene psychoanalytische Praxis; ihr Supervisor ist Otto Fenichel. 1930 heiratet sie Fritz Perls und zieht mit ihm nach Berlin um. Sie bekommen zwei Kinder: Renate (geb. 1931) und Steve (geb. 1935).

Nach der Machtübernahme durch den Nationalsozialismus 1933 sind sie im antifaschistischen Widerstand aktiv und schon bald zur Flucht nach Holland gezwungen. Von dort gehen sie 1934 nach Südafrika und gründen dort das erste psychoanalytische Institut. Es beginnen erste Vorarbeiten zur *Gestalttherapie*, die Fritz in seinem ersten Buch *Das Ich, der Hunger und die Aggression* veröffentlicht.

1947 folgt die Emigration in die USA. Laura Perls lebt und arbeitet ab diesem Zeitpunkt überwiegend in New York und leitet – nachdem ihr Ehemann an die amerikanische Westküste zieht – das New Yorker Gestalt-Institut. Im Jahr 1976 gibt sie ihre Privatpraxis auf und widmet sich ausschließlich der Ausbildungstätigkeit. Auch in Deutschland führt sie immer wieder Kurse durch.

Sie stirbt 1990 in ihrer Geburtsstadt Pforzheim und ist dort auf dem jüdischen Friedhof zusammen mit ihrem Mann begraben.

Laura Perls steht für einen besonderen Stil der Gestalttherapie, den sogenannten *Ostküstenstil*, eine sehr zugewandte, stützende therapeutische Arbeit, die undramatisch in kleinen Schritten vorgeht.

Ihr Einfluss auf die Theorieentwicklung und Praxis der Gestalttherapie ist enorm, jedoch veröffentlicht sie selbst nur wenig[5]. Ihre Mitwirkung am Grundlagenbuch *Gestalt-Therapie* bleibt unerwähnt.

5 Doubrawa, A. & Doubrawa, E. (Hrsg.). (2005). *Meine Wildnis ist die Seele des Anderen. Der Weg zur Gestalttherapie. Laura Perls im Gespräch mit Daniel Rosenblatt u. a.*
Perls, L. (2006). *Leben an der Grenze. Essays und Anmerkungen zur Gestalttherapie.*

Die Wurzeln der Gestalttherapie

Neben der Psychoanalyse und der Gestaltpsychologie sind die philosophischen Strömungen der Phänomenologie (Husserl), des Existenzialismus, die Philosophie Salomo Friedlaenders und vor allem der Begegnungsphilosophie des jüdischen Religionsphilosophen Martin Buber zu nennen. Darüber hinaus befruchtete östliches Gedankengut, insbesondere aus dem ZEN-Buddhismus, die Gestalttherapie.

Existenzialismus und Phänomenologie

Der Existenzialismus (Heidegger, Sartre, Camus, Merleau-Ponty) stellte die philosophische Herausforderung in der ersten Hälfte des 20. Jahrhunderts dar. Die radikale Abkehr von den großen Deutungssystemen, die Geworfenheit des Menschen in eine Welt, deren Sinn nicht mehr vorgegeben ist, vermitteln ein Lebensgefühl in dem nur das zählt, was hier und jetzt konkret im Vordergrund ist: »Es ist, was es ist.«

Der Existenzialismus hat seine Wurzeln unter anderem im phänomenologischen Denken von Edmund Husserl (1859–1938), für das nicht die Theoriegebäude zählen, in welche die Wirklichkeit einzuordnen ist, sondern immer wieder der unverstellte Blick auf das konkret Gegebene, auf das Phänomen, das »Aufscheinende«.

Es ist sicherlich nicht richtig, den Bezug der Gestalttherapie auf diese philosophischen Strömungen allzu akademisch zu sehen. Es ist mehr der durch diese Strömungen bestimmte Zeitgeist, der hier für die Ideen der

Gestalttherapie einflussreich gewesen ist. »Der Existenzialismus will die Konzepte abschaffen und nach dem Prinzip der Bewusstheit arbeiten, auf der Grundlage der Phänomenologie«, schreibt Fritz Perls.[6]

Salomo Friedlaender – Polarität und schöpferische Indifferenz

In besonderer Weise wurde das Denken von Fritz Perls auch durch die neokantianische Philosophie Salomo Friedlaenders (1871–1946) beeinflusst, den Perls Anfang der 20er Jahre in Berlin kennenlernte.

Wahrnehmbar ist nach Friedlaender nur das Unterschiedene, die Differenz. Daraus ergibt sich eine grundsätzliche Polarität der jeweils aufeinander bezogenen Gegensätze. Friedlaender, für den diese grundsätzliche Polarität Merkmal alles Objektiven ist, richtet sein zentrales Augenmerk auf die Einheit und damit die Überwindung der Polarität, »ihre Mitte, die Indifferenz«[7] als Quelle schöpferischer Kreativität. Diese Mitte ist das Selbst, das nicht mit den Polaritäten identifiziert ist. »Erst das Selbst, worin aller Unterschied vernichtet ist, ist das echte Selbst.«[8] Diese Aussage Friedlaenders erinnert an das »Leerwerden« als Grundlage der spirituellen Erfahrung in der östlichen Philosophie und westlichen Mystik.

Die Begriffe »Polarität« und »schöpferische Indifferenz« finden sich in vielen Konzepten der Gestalttherapie wieder: Die Polarität von Vordergrund und Hintergrund, von widersprüchlichen Selbstanteilen und auch die Polarität zwischen dem zu wenig und dem zu stark gehemmten Kontakt kann nur durch die Einnahme des »Indifferenzpunktes« überwunden und integriert werden. Die von Perls angestrebte Integration der Polaritäten zielt immer auf die Erreichung dieser »schöpferischen Indifferenz« im »mittleren Modus«, der nicht mit Mittelmäßigkeit verwechselt werden darf, sondern die Einheit beider Pole umfasst, sie integriert und so die potenzielle Zugänglichkeit von beiden Polen im Erleben und

6 Perls, 1969, S. 24f.

7 Frambach, 2001, S. 299

8 Friedlaender, 1926, S. 99; zitiert nach Frambach, 2001, S. 300

Handeln ermöglicht. Dazu muss der oft verborgene Gegenpol erst in den Vordergrund des Gewahrseins treten, damit es dann zur »schöpferischen Indifferenz« eines »weder-noch« und »sowohl-als-auch« im »mittleren Modus« kommen kann. Perls bringt dies an einem Beispiel auf den Punkt: »Die grundlegende Lehre der Gestalttherapie ist die der Wesensdifferenzierung und der Integration. Die Differenzierung als solche führt zu Polaritäten. Als Dualitäten werden diese Polaritäten leicht in Streit kommen und sich gegenseitig paralysieren. Indem wir gegensätzliche Züge integrieren, machen wir die Menschen wieder ganz und heil. Zum Beispiel Schwäche und tyrannisches Verhalten integrieren sich als ruhige Festigkeit.«[9]

Martin Buber – von der Begegnungsphilosophie zur dialogischen Gestalttherapie

Der jüdische Religionsphilosoph Martin Buber (1878–1965) lehrte von 1924 bis1933 in Frankfurt. Sowohl Laura als auch Fritz Perls sind durch sein Gedankengut stark beeinflusst worden. Er kann im weitesten Sinne dem Existenzialismus zugerechnet werden. Er versteht die religiöse Dimension wie viele jüdische Denker eher innerweltlich. Für ihn ist der Himmel auf Erden (Heinrich Heine) wichtiger als der jenseitige Himmel. Das Göttliche ist für ihn in der wirklichen Begegnung von Ich und Du anwesend.

Er unterscheidet die zwei Grundworte: Ich – Du und Ich – Es. Beide Grundworte existieren nur in Bezug auf einander: Das Ich nur im Bezug auf das Du, bzw. auf das Es und das Du nur im Bezug auf das Ich, bzw. das Es nur im Bezug auf das Ich.

Das Ich–Es bezeichnet den Bezug zur objektiven Welt der Gegenstände, des Machbaren, von dem das Ich abgegrenzt ist.

Im Ich-Du-Verhältnis ist das Du kein Gegenstand, sondern ein anderes Ich, für welches das Ich des anderen ein Du ist. Hier besteht eine Verschränkung, keine Abgrenzung wie beim Ich-Es. Hier begegnen sich zwei Subjekte. Das Ich-Es hat einen Gegenstand. Das Ich-Du hat keinen Ge-

9 Perls, 1980, S. 155

genstand, sondern das Du erfüllt den anderen. »Der Mensch wird am Du zum Ich«, sagt Martin Buber.[10] Dies ist die Grundlage des sogenannten *Dialogischen Prinzips* und ist entscheidend für die Form der Begegnung in der Gestalttherapie, dass der andere nicht als ein Objekt in der Betrachtung des klugen Psychotherapeuten, sondern als ein Subjekt, als ein Gegenüber im Sinne der Gleichwertigkeit und der respektvollen Begegnung erlebt wird. Diese Beziehungsqualität der Ich-Du-Begegnung stellt den zentralen Heilfaktor in der Psychotherapie dar. Sicherlich beinhaltet jede psychotherapeutische Beziehung auch ein Ich-Es-Aspekt. Der Gestalttherapeut ist auch ein Fachmann für die psychologischen Hintergründe der Störungen seines Klienten und für die Methoden ihrer Bearbeitung. Aber die Qualität der Ich-Du-Begegnung muss die klare Basis der Therapie sein, sonst kann Heilung auch mit den besten Methoden und Techniken nicht gelingen.

Es gibt eine bedeutende Richtung der Gestalttherapie, die vor allem von Laura Perls, Erv und Miriam Polster, Gary Yontef, Rich Hycner und Lynn Jacobs in den USA und von Frank Staemmler, Erhard Doubrawa und Achim Votsmeier-Röhr in Deutschland vertreten wird: Die *dialogische Gestalttherapie*, die auf diesem Gedankengut von Martin Buber fußt. Für die dialogische Gestalttherapie steht die Qualität der therapeutischen Beziehung deutlich im Vordergrund. Martin Bubers Differenzierung der Ich-Du- und Ich-Es-Beziehung und seine existenzialistische Religiosität, welche die Grundlage der spirituellen Dimension der Gestalttherapie darstellt, sind also zentrale Wurzeln der Gestalttherapie.

Von der Gestaltpsychologie zur Gestalttherapie

Der Begriff der Gestalt

Gestalt ist die Figur, die prägnant wird, das Ganze, das die Teile organisiert. Die Gestaltpsychologie wurde durch den Philosophen Christian Freiherr von Ehrenfels (1859–1932) in Prag mit seinem Aufsatz über die Gestaltqualitäten in der Wahrnehmung (1890) begründet, dann durch

10 Buber, 2001, S. 97

die Berliner Psychologen Wolfgang Köhler, Kurt Koffka und Max Wertheimer und darüber hinaus auch von Kurt Lewin in Berlin und später in Frankfurt weiterentwickelt. Köhler, Koffka und Wertheimer nannten sie später auch Gestalttheorie. Sie erweiterten die anfangs rein auf die Qualität von Wahrnehmung bezogene Theorie um Handlungszusammenhänge.

Von Wertheimer gibt es eine berühmte Kurzdefinition der Gestalttheorie:

> »Es gibt Zusammenhänge, bei denen nicht, was im Ganzen geschieht, sich daraus herleitet, wie die einzelnen Stücke sind und sich zusammensetzen, sondern umgekehrt, wo – im prägnanten Fall – sich das, was an einem Teil dieses Ganzen geschieht, bestimmt [wird] von inneren Strukturgesetzen dieses seines Ganzen … Gestalttheorie ist dieses, nichts mehr und nichts weniger«[11]

Vordergrund/Figur – Hintergrund/Kontext

Der Vordergrund entwickelt sich als prägnante Figur, als Gestalt aus dem Hintergrund wie das Portrait vor dem Hintergrund der Landschaft. Der Hintergrund ist der Kontext, welcher der Figur, die im Vordergrund ist, erst ihre Bedeutung gibt, sie erst zum Vordergrund werden lässt. Dies gilt, wie wir im Folgenden sehen werden, nicht nur für optische oder andere Sinneswahrnehmungen, sondern auch für den Zusammenhang zwischen dem Organismus/der Person als Hintergrund und den Bedürfnissen im Vordergrund, den Bedürfnissen im Hintergrund und der Wahrnehmung der bedürfnisrelevanten Aspekte der Umwelt im Vordergrund.

Beispiele für die Vordergrund-Hintergrund-Differenzierung

Sie liegen an einem warmen Sommertag auf einer Wiese oder am Strand, blicken in den Himmel und betrachten die Wolken. Über kurz oder lang fangen Sie an, Gestalten zu erkennen. Sie sehen Gesichter, Tiere, Personen

11 Wertheimer, 1925 [1985], S. 104

oder andere Formen. Während sich die Formation der Wolken langsam verändert, ändern sich auch diese Gestalten. Es ist als würden Sie in eine Märchenwelt eintauchen, die ein Eigenleben führt. Sie sind sich während dieses Schauens kaum der Tatsache bewusst, dass es ihre eigenen Formgebungskräfte sind, die aus willkürlichen Wolkenformationen bedeutsame Gestalten werden lassen.

Es ist diese Formgebungskraft, die uns ständig aus der Vielzahl von Sinneseindrücken prägnante, sinnvolle Gestalten herausbilden lässt. Dies ist immer ein zweiseitiger Vorgang, bei dem einerseits von außen Sinneseindrücke, andererseits von innen »Begriffe« – sei es in konkreter oder abstrakter Form – zusammenkommen, um sinnvolle, prägnante Gestalten zu erkennen.

Anhand der sogenannten Kippbilder kann man sich diesen Prozess nochmals verdeutlichen. Sie kennen sicherlich das Bild, auf dem man einmal das Portrait einer jungen und aus einer anderen Perspektive das Portrait einer alten Frau erkennt. Ähnlich ist das Bild, auf dem die abgebildete Treppe einmal aufwärts und einmal abwärts zu gehen scheint. In diesen Fällen kann also der gleiche sinnliche Eindruck einmal so und das andere Mal ganz anders interpretiert werden.

Im übertragenen Sinne gilt das auch für das halb volle und das halb leere Glas, das einmal vom Optimisten, das andere Mal vom Pessimisten wahrgenommen wird.

Nicht nur bei der optischen Wahrnehmung ist der Gestaltbildungsprozess, d.h. das Herausbilden einer sinnvollen Gestalt aus der Vielfalt der optischen Eindrücke, zentral. Das Gleiche gilt auch für alle anderen Sinneskanäle.

Beim Hören sind wir ständig – ohne dass uns das bewusst wäre – mit dem Herausfiltern sinnvoller akustischer Gestalten beschäftigt. Wenn Sie eine Tonbandaufnahme von einem Gespräch oder einem Musikstück anfertigen, werden Sie beim Abhören merken, wie viele Nebengeräusche wie Straßenlärm, Vogelgezwitscher, Geräusche im Haus etc. mit auf dem Band zu hören sind, die Ihnen während der Aufnahme gar nicht aufgefallen sind. Bei Gesprächen in lärmiger Umgebung sind Sie in der Lage, selbst leise Stimmen herauszuhören, wenn diese eine wichtige Botschaft vermitteln. »Was sie nicht hören sollen, entgeht ihnen nie«, klagen die Erwachsenen oft über die Kinder, die ansonsten alle Aufforderungen, endlich dies oder jenes zu machen, geflissentlich überhören. Die Mutter wird sofort durch das kaum hörbare Wimmern ihres Säuglings am anderen Ende der Wohnung alarmiert, während sie der donnernd vorbeifahrende LKW nicht aus dem Schlaf reißen kann.

Auch der Tastsinn ist in der Lage, uns minimale Impulse deutlich spüren zu lassen, wenn diese wichtig sind. Geringe Spuren eines vertrauten Geruches oder Geschmacks können intensive Erinnerungen wachrufen, wie es Marcel Proust in seinem Roman *Auf der Suche nach der verlorenen Zeit*[12] so unnachahmlich anhand des Geschmacks der in den Tee getauchten Madeleines (französisches Gebäck) beschrieben hat, der zentrale Kindheitserlebnisse auf einen Schlag wieder ins Bewusstsein rufen konnte.

In jedem Fall zeigt sich die sogenannte Prägnanztendenz, die uns die sinnlichen Eindrücke in prägnanten Gestalten auf einem dagegen abgesetzten Hintergrund präsentiert. Dieses Gesetz der Wahrnehmung ist nach den Erkenntnissen der Gestaltpsychologie das grundlegendste Merkmal der Organisation unserer Erfahrung. Dabei spielt es keine Rolle, wie differenziert unsere Wahrnehmung ist. Immer ist sie in Gestalten organisiert, die als prägnante Figur Vordergrund vor dem Hintergrund werden, aus dem sie sich hervorheben, so wie sich eine Melodie vor den Begleitstimmen hervorhebt.

Was Vordergrund wird und sich aus dem Hintergrund hervorhebt, hängt allerdings von der Interessenlage des Einzelnen ab. Wenn Sie auf eine Party gehen und Durst haben, so wird die Bar zur prägnanten Gestalt. Suchen Sie dagegen nach einer bestimmten Person, die Sie dort zu treffen hoffen, so wird diese Person zur prägnanten Gestalt oder vielleicht auch das kalte Buffet, wenn Sie Hunger haben.

Das heißt, dass dieser Gestaltbildungsprozess nicht nur ein ständig ablaufender Prozess der Organisation von Wahrnehmung ist, sondern, dass dieser Prozess auch interessegeleitet abläuft. Es ist also nicht nur so, dass wir gar nicht anders als gestalthaft wahrnehmen, sondern die Auswahl dessen, was auf dem Hintergrund der Vielfalt der Sinneseindrücke zur prägnanten Figur wird, hängt vom augenblicklichen Interesse der Person ab. Aber nicht nur was zur prägnanten Figur wird, sondern auch wie es der wahrnehmenden Person erscheint, hängt von dieser Person und ihrem Hintergrund,

12 Proust, 1977, S. 63–67

ihrer Interessenlage, ihrer Stimmung, ihrem Vorwissen, ihren guten oder schlechten Erfahrungen ab.

Dieser Prozess der Gestaltbildung läuft meist nicht bewusst ab. Wir nehmen in der Regel nur seine Ergebnisse wahr, die wir dann so lange für die »objektive Wirklichkeit« halten, bis uns jemand widerspricht, der die gleiche Situation aus einem anderen Blickwinkel, mit einem möglicherweise ganz anderen Interessen- und Erfahrungshintergrund wahrnimmt.

An einem Beispiel möchte ich Ihnen veranschaulichen, was passiert, wenn dieser meist nicht bewusst ablaufende Gestalt-/Figurbildungsprozess gestört wird – wenn wir Vordergrund und Hintergrund nicht mehr differenzieren können und die Reizverarbeitung nicht mehr funktioniert:

Angenommen Sie machen sich auf den Weg, um einen Tag vor Weihnachten noch schnell für ein Dutzend Freunde und Verwandte passende Geschenke zu besorgen. Sie laufen durch ein Kaufhaus zwischen Hunderten von Menschen, Weihnachtsmusik schallt durch die Lautsprecher. Sie versuchen sich gleichzeitig auf die Orientierung im unübersichtlichen Kaufhaus, auf die Frage, was sie wem schenken könnten, und darauf, mit niemandem der vielen mit Paketen beladenen Personen zusammenzustoßen, zu konzentrieren. Plötzlich merken Sie, dass Sie sich auf nichts mehr konzentrieren können. Alle Eindrücke werden gleichbedeutend oder auch gleichgültig. Sie müssen erst einmal eine Pause machen, um sich zu sammeln. Solche Reizüberflutung kann also zum Zusammenbruch der Wahrnehmungsorganisation, der Gestaltbildungsprozesse führen, die uns erst sozusagen im Negativen deutlich macht, wie aktiv wir normalerweise unsere Wahrnehmung gestalten, ohne dies zu bewusst zu merken.

Offene Gestalt und die Tendenz, die Gestalt zu schließen

Beispiele für offene Gestalten

Wenn Sie sich abends nach getanem Tagwerk endlich ausruhen können, sich in Ihren Lieblingssessel setzen und wirklich nur eins wollen: sich entspannen, dann passiert es vermutlich häufig, dass plötzlich all das Vordergrund wird, was den ganzen Tag nicht erledigt werden konnte. Dies sollte noch gemacht werden, an jenes sollten Sie noch denken, den sollten

Sie noch dringend anrufen. Aus ist es mit der Entspannung. Hier hilft nur: wieder aktiv werden oder sich mit irgendetwas ablenken, das mehr Aufmerksamkeit auf sich zieht als ihr Gedankenkarussell.

Vom Komponisten Franz Schubert wird folgende Anekdote erzählt: Jemand habe in der Wohnung über ihm Klavier gespielt und ein Stück vor dem Schlussakkord beendet. Schubert sei daraufhin so aufgebracht gewesen, dass er nach oben gegangen sei, beim Oberbewohner um Einlass gebeten habe und ohne ein Wort zu sagen zum Klavier gegangen sei, um den fehlenden letzten Akkord zu spielen.

Jeder von uns kennt dieses Phänomen: Ein Film wird an der spannendsten Stelle durch Werbung unterbrochen. Wir warten gespannt, bis es weiter geht. Jemand deutet etwas Wichtiges an, ohne es auszusprechen. Die Reaktion der anderen ist dann oft: »Wer gackert, muss auch legen«. Die Spannung wächst wie vor der Auflösung des Verbrechens im Krimi. Kennt man die Auflösung, wird es langweilig.

Der Zeigarnik-Effekt

Dieses psychologische Phänomen hat die Psychologin Bluma W. Zeigarnik (1901–1988), eine Schülerin von Kurt Lewin, im Jahre 1927 entdeckt. Sie ließ Testpersonen unterschiedliche Aufgaben durchführen, wovon nicht alle vollständig erledigt werden durften. In Interviews fand die Psychologin heraus, dass die unerledigten Handlungen nicht nur besser erinnert werden konnten, sondern zudem in einem überaus starken Detaillierungsgrad gespeichert waren.

Dieses in der Psychologie als *Zeigarnik-Effekt* bekannte Phänomen bezeichnet demnach zweierlei:

- die Tendenz, dass unerledigte Geschäfte, offene Gestalten deutlicher in den Vordergrund der Wahrnehmung treten als Dinge, die eine Lösung erfahren haben und
- die Tendenz, diese Gestalten zu schließen, damit das Bewusstsein wieder von diesen Inhalten, die seinen Vordergrund besetzen, befreit werden kann.

Die Tendenz zur guten Gestalt und zum Schließen der Gestalt – Von der Wahrnehmung und dem Erkennen zum Handeln

Diese Tendenz zum Schließen einer Gestalt bringt die von der Gestaltpsychologie dargestellte Tendenz zur guten Gestalt in eine zeitliche Dimension. Es geht also nicht nur darum, dass eine Gestalt vor einem Hintergrund prägnant als Figur auftaucht, wie wir das aus der Sinneswahrnehmung kennen, sondern um eine zeitliche Handlungsabfolge.

Das prägnante Hervortreten einer Stimme vor einem diffusen akustischen Hintergrund, das deutliche Erkennen einer Gestalt in einem Gewirr optischer Eindrücke, das klare Hervorstechen eines bestimmten Geruchs usw. zeigten uns das Funktionieren der Gestaltbildung in der Sinneswahrnehmung. Bei dem von Bluma Zeigarnik entdeckten Effekt geht es aber um eine weitere Dimension. Hier geht es um Problem und Problemlösung oder Bedürfnis und Bedürfnisbefriedigung, was einen zeitlichen Ablauf einschließt. In der Sinneswahrnehmung ergibt sich die Gestalt als Prägnanz der Figur vor dem Hintergrund von Augenblick zu Augenblick. Im Handlungsablauf stellt das Problem oder das Bedürfnis die offene Gestalt dar, die durch problemlösendes, bzw. bedürfnisbefriedigendes Verhalten geschlossen wird. Man könnte sagen: Durch die Erkenntnis von Bluma Zeigarnik wird der Gestaltbegriff vierdimensional. Zu den drei räumlichen Dimensionen tritt die Dimension der Zeit hinzu. Auch wenn Bluma Zeigarnik ihre Erkenntnisse nicht auf den Gegenstandsbereich der Psychotherapie gemünzt hat, sondern auf kognitives Problemlöseverhalten, ist ihre Erkenntnis grundlegend für die Ausweitung der Erkenntnisse der Gestaltpsychologie von der Wahrnehmungs- auf die Handlungsebene. Das Gestaltprinzip erweist seine Gültigkeit also sowohl für die Wahrnehmung und das Erkennen als auch für das Handeln.

Wolfgang Köhlers Affenexperiment – Lernen durch Einsicht

In ähnlicher Weise hatte bereits Wolfgang Köhler die wahrnehmungsbezogenen Erkenntnisse der Gestaltpsychologie auf das problemlösende Handeln übertragen. In seinen berühmten Versuchen mit Menschenaffen (1914–1920) stellte er fest, dass diese zu einfachem Werkzeuggebrauch in der Lage waren. Sie stapelten Kisten übereinander und steckten Stäbe zusammen, um an die von der Käfigdecke hängenden Bananen heranzukommen. Das Interessante an diesen Versuchen war, dass die Affen nicht einfach ausprobierten und zufällig auf Lösungen stießen (Lernen durch Versuch und Irrtum), sondern vor dem Einsatz der Werkzeuge »Denkpausen« einlegten, in denen sie sozusagen durch »Einsicht« in den richtigen Zusammenhang der Elemente der Problemsituation (Kisten, Stäbe, Bananen und natürlich motivierend: das Verlangen nach den Bananen) zur Problemlösung kamen.

Organismische Selbstregulation

Kurt Goldstein (1878–1965) hat in seinen neurologischen Forschungen die Gestaltpsychologie wissenschaftlich fundiert. Sein zentraler Beitrag zur Gestaltpsychologie, der auch für die Gestalttherapie entscheidend ist, besteht in der Entdeckung der *organismischen Selbstregulation*. Damit bezeichnet er die Tendenz von Organismen, im Austausch mit ihrem Umweltfeld immer wieder ein inneres Gleichgewicht zu erreichen. Die offene Gestalt eines Mangels, z.B. an Nahrung, wird als Hunger bewusst und durch Essen befriedigt – die Gestalt wird geschlossen.

Dieser mit der organismischen Selbstregulation beschriebene Gestaltbegriff ist Grundlage für die Gestalttherapie, die im Grunde nichts anderes ist als eine Methode zur Behebung von Störungen dieser Selbstregulation, zum Schließen der offenen Gestalten.

Gestalttherapie und die Feldtheorie von Kurt Lewin

Kurt Lewin[13] (1890–1947) gehört zu den Gestaltpsychologen, deren Einfluss prägend für die sozialpsychologische Ausrichtung der Gestalttherapie war. Insbesondere hat seine *Feldtheorie* die Gestalttherapie davor bewahrt, zu einer rein auf das Individuum zentrierten Therapie zu werden, die sich ausschließlich mit dessen Innenwelt und Biografie beschäftigt. Ohne das

13 Lewin, 2009

Konzept der Verschränkung von Organismus und Umweltfeld ist die Gestalttherapie nicht vorstellbar.

Das *Feld* bezieht sich dabei nicht einfach nur auf die objektiven Kontextbedingungen – seien diese sozial, kulturell, wirtschaftlich etc. –, sondern es sind die für Personen subjektiv relevanten Situationsbedingungen, die in der gleichen äußeren Situation für verschiedene Menschen höchst unterschiedlich sein können. Der Feldbegriff macht deutlich, dass die isolierte Betrachtung eines Organismus, einer Person nicht möglich ist. Daher ist für die Gestalttherapie die kleinste Einheit nicht der Organismus (die Person[14]), sondern das Organismus (Person)-Umwelt-Feld. Diese Eingebundenheit der Person in ein Umweltfeld ist im Übrigen nicht nur für die Gestalttherapie, sondern für alle humanistischen Verfahren konstitutiv. Dies ist z. B. vergleichbar mit dem Begriff des *sozialen Atoms* im Psychodrama, bzw. in der Soziometrie[15]. Nimmt der Begriff des sozialen Atoms als kleinster sozialer Einheit vor allem auf das soziale Beziehungsgeflecht Bezug, in das jede Person notwendig eingebettet ist[16], so kann der Begriff vom Organismus/Umwelt-Feld seine primär biologische Herkunft nicht leugnen, meint in der Gestalttherapie aber immer auch das soziale und kulturelle Feld.

Von der Psychoanalyse zur Gestalttherapie

Fritz und Laura Perls waren ursprünglich Psychoanalytiker. Aus diesem Hintergrund heraus ist es zu verstehen, dass sie sich mit den zentralen theoretischen und methodischen Konzepten der Psychoanalyse – der Triebtheorie, dem Strukturmodell des Selbst, dem Unbewussten, den Abwehrmechanismen, der Traumdeutung, der freien Assoziation und dem Konzept der Übertragung – sehr eingehend kritisch auseinandersetzten und versuchten, diese, soweit möglich, mit den Erkenntnissen der Gestaltpsychologie und der Begegnungsphilosophie Bubers zu verbinden.

14 Obwohl die Gestalttherapie Menschen als Einheiten von biologischen, sozialen, seelischen und geistigen Prozessen begreift, neigt sie in ihrer Sprache oft zu biologischen Begriffen wie *Organismus-Umwelt-Feld*. Diese schließen aber die anderen Ebenen jeweils mit ein. Insofern ist hier oft eher das Person-Mitwelt-Feld gemeint.

15 vgl. Stadler & Kern, 2010, S. 176ff.

16 vgl. ebd., S. 177

Von der Triebtheorie zum Konzept der Selbstregulation im Organismus/Umwelt-Feld

Fritz Perls hat in seinem ersten Theoriewerk *Das Ich, der Hunger und die Aggression*[17] die Freudsche *Triebtheorie* grundlegend kritisiert. Die Psychoanalyse begreift den Sexualtrieb, die *Libido* in ihren verschiedenen entwicklungsspezifischen Ausformungen als Hauptmotor aller psychischen Prozesse und Aktivitäten. Perls dagegen stellt den Hungertrieb in den Vordergrund seiner Betrachtungen. Für ihn dient die Sexualität dem Arterhalt und der Hunger dem Selbsterhalt. Der Hunger im direkten und auch im übertragenen Sinne ist für ihn daher keine frühe Ausformung des Sexualtriebes (Freuds orale Phase der psychosexuellen Entwicklung), sondern ist die Grundlage für jede befriedigende Kontaktaufnahme mit der Umwelt.

Hierbei unterscheidet er drei entwicklungsbedingte Phasen:

- Die Phase des Säuglings, der die Muttermilch einfach in sich hinein saugt und symbiotisch mit der Mutter verbunden ist,
- die Phase des Beißlings, also des Kleinkinds, das mithilfe der Schneidezähne abbeißen kann und damit unterscheidet, was es von der Umwelt will und was es nicht will – hier ist eine erste Differenzierung von Ich und Nicht-Ich gegeben – und schließlich
- die Phase des Kaulings, der die von der Umwelt abgebissenen Brocken durchkauen, ›analysieren‹ kann und sie auf diese Weise verdaulich macht.

Erst, wenn jemand unterscheiden kann, was er will und was nicht (Beißling), und das, was er aufgenommen hat, auch entsprechend durchkaut (Kauling), kann er es assimilieren, d. h. in Eigenes verwandeln.

Bleibt jemand in der Phase des Säuglings stecken, wird er die Anforderungen der Umwelt unkritisch übernehmen und nicht wissen, was sein Eigenes ist und was er von anderen übernommen hat.

Der Zusammenhang von Hunger, Nahrungsaufnahme, Assimilation der Nahrung und Wachstum stellt für Perls das Paradigma, d. h. das Grundbeispiel aller für den Selbsterhalt notwendigen Prozesse dar.

Dies gilt dann nicht nur für die Aufnahme physischer Nahrung, son-

17 Perls, 1947 [1978]

dern für alles, was der Organismus, die Person für die (Wieder-)Herstellung ihres inneren Gleichgewichtes und für ihr Wachstum im Sinne ihrer Selbstentfaltung benötigt.

Dazu gehört auch die *Aggression* (lt. *aggredi*, das Herangehen und sich etwas Herausnehmen).

Für Perls ist die Aggression daher nicht der negative Gegenspieler der Libido, wie bei Freud, sondern wesentlicher positiver Bestandteil jeder Aktivität.[18] Jeder Umweltkontakt erfordert diese positive Kraft der Aggression.[19]

Der Trieb ist dann nicht mehr wie bei Freud eine autonome, unbewusste Grundkraft, die kanalisiert gelebt wird, in kulturellen Aktivitäten sublimiert oder verdrängt wird und sich dann ein neurotisches Ventil in Zwängen, Angstanfällen, psychosomatischen Symptomen oder Ähnlichem sucht, sondern die Kraft, die die Selbstregulation des Organismus in seinem Umweltfeld bewirkt.

Entsteht im Organismus durch innere oder äußere Einflüsse ein Mangelzustand, so besteht der »Trieb« darin, dass die Person dies als Bedürfnis wahrnimmt und gleichzeitig Energie mobilisiert, um das Bedürfnis im Kontakt und Austausch mit ihrer Umwelt zu befriedigen. Sobald das innere Gleichgewicht wieder hergestellt ist, ist die Gestalt dieses Bedürfnisses geschlossen. Der »Trieb« hört auf zu existieren. Er ist befriedigt.

Statt von einem linear-kausalen Triebmodell geht die Gestalttherapie also im Sinne der organismischen Selbstregulation von einem eher kybernetischen Modell der Motivation aus. Da jeder Prozess der Bedürfnisbefriedigung aber gleichzeitig auch ein Wachstumsprozess ist – der Körper wächst, der Geist und die Seele nehmen Erfahrungen auf –, ist dieser auf Homöostase gerichtete Selbstregulierungsprozess zugleich ein Prozess der Selbstentfaltung.

---

18 vgl. Perls, 1951 [1979], S. 128ff.

19 Die Aggression wird sich bei der physischen und geistigen Nahrungsaufnahme anders zeigen als in sozialen Kontakten. Geht es im einen Fall um das Herausnehmen/Abbeißen und Zerkauen/Analysieren mit dem Ziel von Assimilation, so geht es bei sozialen Beziehungen um das aktive in-Kontakt-Treten, die Begegnung und den Austausch. Hier bedeutet Aggression nicht Zerstörung und Einverleibung, sondern »Herangehen«, energetisch klare Kontaktaufnahme und interessegeleiteter Austausch mit anderen, als anderen gleichberechtigten Subjekten. Dieser Kontakt erfordert daher nicht nur Aggression im Sinne des klaren Herangehens, sondern auch Empathie und gegenseitigen Respekt (vgl. Boeckh, 2013, S. 98ff.).

Vom Strukturmodell des Selbst zum Phasenmodell des Gestaltprozesses

Den Gedanken der organismischen Selbstregulation überträgt Perls dann auch auf das Freudsche *Strukturmodell des Selbst* – also der Psyche in ihrer Gesamtheit. Nach Auffassung der Psychoanalyse besteht die Struktur des Selbst aus dem *Es* – dem Bereich der unbewussten Triebe, dem *Ich* – der Instanz der bewussten Realitätsanpassung, dem *Ich-Ideal* – den verinnerlichten Geboten, also wie die Person sein möchte, und dem *Über-Ich* – der großenteils unbewussten Instanz der Triebkontrolle, also verinnerlichter Verbote.

Fritz Perls behält dieses Strukturmodell bei, fasst dabei aber das *Ich-Ideal* und das *Über-Ich* zu einer Instanz zusammen: der *Persönlichkeit*.

Er verwandelt diese psychoanalytischen Strukturbegriffe dann allerdings in gestaltpsychologische Prozessbegriffe. Die Strukturelemente des Selbst hält er für Phasen im Prozess der kreativen Anpassung des Organismus an die Umwelt, also des Selbst:

> »Wir sprechen von der kreativen Anpassung als von der wesentlichen Funktion des Selbst (oder besser: Das Selbst *ist* das System kreativer Anpassungen).«[20]

Dass aus den Phasen dieser kreativen Anpassungsleistungen des Selbst psychische Instanzen werden, die quasi ein Eigenleben führen, hält Perls für ein künstliches Ergebnis der psychoanalytischen Methode, für ein Artefakt. Der passive Zustand des Patienten, der ohne wirklichen Kontakt auf der Couch liegend nur die Aufgabe hat, seinen freien Assoziationen zu folgen und diese auszudrücken, führt zu einer Auflösung des Selbst und seiner integrativen Kraft. »Die Schwierigkeiten sind jedoch lösbar, wenn wir uns erinnern, dass das zuerst Gegebene ein einheitlicher Grund von Wahrnehmungs-, Bewegungs- und Gefühlsfunktionen ist, und dass die Funktion des Selbst die schöpferische Anpassung im Organismus/Umwelt-Feld ist.«[21]

20 Perls et al., 1951 [1979], S. 31
21 ebd., S. 179f.

Vom Unbewussten zum Gewahrsein des blinden Flecks

Das Konzept des Unbewussten als etwas Verborgenes, das sich nur in seinen Auswirkungen zeigt, kritisiert Perls. Für ihn ist unbewusst, was nicht im Fokus des Gewahrseins ist. Grund dafür ist entweder, dass es nicht im augenblicklichen Interesse steht oder dass es abgespalten ist, einen blinden Fleck darstellt. Das Konzept der Abspaltung entspricht dem psychoanalytischen Konzept der Verdrängung. Die blinden Flecke sind den Außenstehenden oft sehr deutlich sichtbar. Für sie ist das dem Klienten Unbewusste das Offensichtliche. Gestalttherapie ist daher oft eine Hilfestellung zur Erweiterung des Gewahrseins über die eigenen blinden Flecke.

Von den Abwehrmechanismen zur Kontaktvermeidung

Die von Anna Freud systematisierten elf sogenannten Abwehrmechanismen, die Verdrängung, die Projektion, die Reaktionsbildung, etc., dienen dem Ich zum Schutz vor Angst auslösenden Triebkonflikten. Perls hat sie auf vier Mechanismen reduziert: Introjektion, Projektion, Retroflektion und Konfluenz, und nennt sie Vermeidungsmechanismen. Was vermieden wird, ist nach seiner Auffassung allerdings nicht der Triebkonflikt, sondern der Kontakt mit den eigenen Bedürfnissen und der bedürfnisrelevanten Umwelt im Hier und Jetzt. Der Triebkonflikt steht bei dieser Vermeidung insofern Pate als dass er für die Entstehung der Abwehrmechanismen verantwortlich ist. Für die Lösung der Vermeidung ist allerdings deren Bearbeitung im Hier und Jetzt notwendig. Hier zeigt sich, dass der Fokus der Gestalttherapie nicht auf die Ursachen der psychischen Probleme, sondern immer auf deren Bewältigung in der gegenwärtigen Situation ausgerichtet ist.

Von der freien Assoziation zum Gewahrsein im Hier und Jetzt

Nachdem Freud die Hypnose als Methode zur Aufdeckung unbewusster Triebkonflikte aufgegeben hatte, ließ er seine Patienten »frei assoziieren«, d. h. sie sollten ohne Zensur alles äußern, was ihnen in den Sinn kam. Perls kritisierte diese Methode, weil sie die Patienten seiner Meinung nach dazu brachte, sich im Dickicht ihrer Gedanken zu verlieren. Er forderte seine Klienten dazu auf, auf alles zu achten, was in ihrem Erleben jetzt in den Vordergrund tritt. Der Fokus ist hierbei sehr viel stärker auf das sinnliche Erleben, die Gefühle und die aufkommenden Impulse als auf die Gedanken ausgerichtet, die sich meist mit Vergangenem oder Zukünftigem beschäftigen. So wird eine Intensivierung des Gewahrseins erreicht, die offene Gestalten, d.h. unerledigte Geschäfte, prägnant werden lässt und zu deren Lösung motiviert.

Von der Traumdeutung zur Identifikation mit dem Traum

Genauso wie Freud betrachtet Perls die Arbeit mit Träumen als Königsweg der Psychotherapie. Für Perls ist der Traum eine offene Gestalt, die deutlich macht, welches Thema zur Bearbeitung ansteht, welche Selbstanteile integriert werden wollen. Auch hier besteht wieder die Orientierung auf die Integration, während für Freud Träume nicht nur Wunscherfüllungen sind, sondern auch Ausdruck damit einhergehender Triebkonflikte, die es zu analysieren gilt. Daher unterscheidet sich die Bearbeitung der Träume wesentlich. Während Freud die hinter den Träumen verborgenen Triebwünsche und Triebkonflikte deutet – »wo Es war soll Ich werden« –, begreift die Gestalttherapie den Traum als Projektion abgespaltener Anteile, die durch Identifikation integriert werden können.

Von der Deutung zum Experiment

Was aber über die Traumdeutung gesagt werden kann, gilt in gleicher Weise auch für die zentrale psychoanalytische Methode der *Deutung*. Sie bleibt, wenn sie nicht mit Erfahrung gefüllt ist, therapeutisch ineffektiv, macht den Patienten – ganz abgesehen von der Gefahr einer Fehldeutung – zwar klüger, ändert ihn aber nicht unbedingt.

Daher bevorzugt die Gestalttherapie experimentelle Methoden, also Vorgehensweisen, die erfahrungsbezogen sind, bei denen die Klienten ihre offenen Themen mit allen Sinnen und Gefühlen erleben und auf diese Weise Ressourcen für deren Lösung mobilisieren können.

Von der Übertragungsbeziehung zum therapeutischen Kontakt

Die Beziehung zwischen Therapeut und Patient ist in der klassischen Analyse so geordnet, dass der Patient auf der Couch liegend dem hinter ihm sitzenden Therapeuten alles erzählt, was ihm durch den Sinn geht. Der Analytiker zeigt von sich aus keine persönliche Reaktion, sondern ist freundlicher und geduldiger Zuhörer, der ab und zu nachfragt oder Zusammenhänge deutet. Die Beziehung ist auf diese Weise sehr ungleich und regt den Patienten zu Fantasien über den Analytiker an, die natürlicherweise Projektionen, also Übertragungen aus wichtigen Beziehungsvorerfahrungen sind. Durch das Wachrufen dieser alten Beziehungserfahrung in der Übertragung können dann alte Konflikte erfahrungsbezogen bearbeitet werden.

Für die Gestalttherapie stellt die Übertragung eher eine Störung der realen Beziehung zwischen Klient und Therapeut dar und wird entsprechend bearbeitet. Klient und Therapeut sitzen sich gegenüber. Auch wenn der Therapeut Fachmann ist und die Interessen des Klienten Vorrang haben, ist die Beziehung prinzipiell auf Augenhöhe und von gegenseitigem Respekt gekennzeichnet. Beides ist Vorbedingung für den guten, therapeutisch wirksamen Kontakt im Sinne der Ich-Du-Beziehung, wie sie Martin Buber dargelegt hat.

Zusammenfassung

Goethe lässt Faust im Studierzimmer sagen: »Was Du ererbt von Deinen Vätern, erwirb es, um es zu besitzen!« Gemeint ist hier, dass Faust von allem, was er von seinem Vater übernommen hat, das auswählen will, was er wirklich gebrauchen kann. So kann man sagen, dass Perls sein Freudsches Erbe nicht einfach geschluckt hat, sondern in kritischer Auseinandersetzung das für sich ausgewählt hat, was ihm brauchbar erschien. Auch wenn bei Perls im Vordergrund die Kritik an der Analyse steht, darf dabei nicht vergessen werden, wie viel Psychoanalyse in der Gestalttherapie steckt.

Die Gestalttherapie ist, wenn wir ihre Wurzeln betrachten, das Ergebnis eines Integrationsprozesses von Elementen der Psychoanalyse und der Gestaltpsychologie in ihren verschiedenen Aspekten aber auch von anderen wichtigen Einflüssen wie der Phänomenologie, dem Existenzialismus der philosophischen Gedanken Friedlaenders zu Polarität und kreativer Indifferenz und vor allem der Begegnungsphilosophie Martin Bubers. Dass sich diese Elemente nicht bruchlos zusammenfügen, ist die Grundlage für die Vielschichtigkeit und die Lebendigkeit der Diskussion innerhalb der Gestalttherapie.

Axiome der Gestalttherapie

Trotz der Vielgestaltigkeit ihrer Wurzeln gibt es für die Gestalttherapie einige wesentliche Grundsätze:

- Zentral ist für die Gestalttherapie die Bearbeitung der Störungen der Selbstregulation im Organismus/Umwelt-Feld. Diese Störungen sind bedingt durch Vermeidungsmechanismen bzw. Kontaktstörungen, die im Prozess der Selbstregulation, im sogenannten *Gestaltzyklus* auftreten können.
- Die Gestalttherapie arbeitet – sich auf die Selbstorganisationskräfte des Klienten verlassend – mit dem, was konkret im Vordergrund des Gewahrseins von Klient und Therapeut ist.
- Gestalttherapie arbeitet *experienziell* – erfahrungsbezogen, d. h. mit der phänomenologischen Erfahrung von Klient und Therapeut, nicht mit Theorien über deren Wirklichkeit.
- Gestalttherapie arbeitet *existenziell*: Sie konzentriert sich auf das *Hier und Jetzt* als zentralen Brennpunkt, in dem alle Potenziale kreativer Entfaltung gegeben sind.
- Gestalttherapie will nicht verändern, sondern freilegen, was da ist: »Werde der du bist!«, um dadurch den Selbstorganisations- und Selbstentwicklungspotenzialen der Klienten Raum zu geben.
- Gestalttherapie arbeitet dabei *experimentell*, d. h. sie benutzt Methoden, die der vertieften Selbsterfahrung im Hier und Jetzt dienen.
- Gestalttherapie arbeitet *dialogisch*: Sie sieht in der gleichwertigen, respektvollen Beziehung von Klient und Therapeut die heilsame Grundlage für die Entfaltung der Potenziale des Klienten.

- Entsprechend geht sie auch von der »Selbstverantwortung« des Klienten aus. Der Therapeut sollte dem Klienten nichts abnehmen, was dieser selbst tun kann.

Der Gestaltzyklus – Homöostase und Wachstum

Der Prozess der Selbstregulation des Organismus in der Interaktion mit seiner Umwelt kann als *Gestaltzyklus* gesehen werden. Zyklus deshalb, weil es dabei immer um die Rückkehr zur Homöostase geht. Diese Homöostase ist nicht als statischer Systemzustand zu verstehen, sondern als ein Fließgleichgewicht, das sich nach jedem Selbstregulationsprozess auf einem anderen Niveau einpendelt. Niemand steigt zweimal in den gleichen Fluss.

Das ursprünglich aus der Wahrnehmungspsychologie stammende gestaltpsychologische Gesetz der Tendenz zur »guten Gestalt« oder »Prägnanz« und zum »Schließen der Gestalt« kann auf den Prozess der organismischen Selbstregulation übertragen werden. Prägnant wird das Bedürfnis, was auf die Wiederherstellung der Homöostase des Organismus/der Person im Organismus/Umwelt-Feld, also auf das Schließen dieser Gestalt zielt und gleichzeitig Wachstum und Selbstentfaltung implizieren kann.

Der Gestaltzyklus stellt so zugleich auch die zentrale Motivationstheorie der Gestalttherapie dar, die sich eben nicht auf definierte Grund- und Partialtriebe bezieht, sondern als Selbstregulationsprozess beschrieben werden kann.

Die Ebenen des Gestaltzyklus

Dieser Prozess der *organismischen Selbstregulation* ist auf der einen Seite sicherlich rein biologisch zu verstehen, wie es mit dem Beispiel vom Trinken bei Durst oder Essen bei Hunger leicht verständlich zu machen ist. Auf der anderen Seite kann man diesen Selbstregulationsprozess aber auch auf alle Kontaktprozesse des Individuums mit seiner Umwelt oder Mitwelt übertragen, die der Befriedigung von Bedürfnissen, bzw. der Selbstentfaltung der Person dienen.

So kann dieser Gestaltzyklus entsprechend dem Prozess der Nahrungsaufnahme als Aneignungsprozess aufgefasst werden, in dem sich die Person/der Organismus das aus der Umwelt holt, was sie/er zu ihrer/seiner Bedürfnisbefriedigung braucht. Dies kann aber auch auf Immaterielles bezogen sein, auf geistige und seelische »Nahrung«, die in ähnlicher Weise genommen, bezüglich ihrer Zuträglichkeit unterschieden, analysiert und assimiliert werden kann. Da der Mensch ein körperliches, seelisches, geistiges und soziales Wesen ist, beschreibt der Gestaltzyklus auch Bedürfnisse, die nicht rein der Wiederherstellung der Homöostase des biologischen Organismus und damit gleichzeitig dem organischen Wachstum dienen, sondern auch solche, die im Sinne von Abraham Maslow auf Selbstentfaltung bzw. Selbstverwirklichung zielen, in welcher der Mensch sich als einen Entwurf auf sich selbst hin erlebt. Hier geht es um die beständige (Wieder-)Herstellung des Selbst, was sich immer in einem eigenartigen Spannungsverhältnis von Sein und Werden – mit Pindars Worten: »werde, der Du bist« – bewegt. Der Philosoph Thomas Metzinger beschreibt auf dem Hintergrund neuropsychologischer Erkenntnisse, dass das Selbst eine beständige Konstruktion ist[22] – »Ich« und »Umwelt« müssen beständig neu konstruiert werden. Ernst Bloch formulierte das bereits vor einem halben Jahrhundert mit dem bekannten Zitat: »Ich bin. Aber ich habe mich nicht. Darum werden wir erst.«[23] Zu beachten ist dabei besonders das »wir«, das in klarer Weise auf die soziale Konstruktion des Selbst hinweist, einmal ganz abgesehen von der in diesem Wort mitschwingenden politischen Utopie. Schon Lewins für die Gestalttherapie konstitutiven Erkenntnisse über die Bedeutung des Feldes machen klar, dass der Organismus/die Person nie unabhängig von seinem/ihrem Umwelt- oder Mitweltfeld betrachtet werden kann. Und die von Maslow definierte Ebene sozialer Bedürfnisse nach Liebe und Zugehörigkeit beschreiben das in gleicher Weise.

22 vgl. Metzinger, T. (2010). *Der Egotunnel. Eine neue Philosophie des Selbst: Von der Hirnforschung zur Bewusstseinsethik.*

23 Bloch, 1970, S. 13

Der Gestaltzyklus muss daher auch als ein Begegnungs- und Austauschprozess gesehen werden, in dem Menschen füreinander da sind, sich gegenseitig das geben und das nehmen, was sie voneinander brauchen und füreinander geben wollen, und sich darüber auseinandersetzen. Dieser soziale Aspekt des Gestaltzyklus ist – auch wenn es sich um reine Aneignungsprozesse handelt – in jedem Fall bedeutsamer Hintergrund. Bei sozialen Interaktionen ist er klarer Vordergrund.

Im Gestaltzyklus der Aneignung, der dem Paradigma der Nahrungsaufnahme entspricht, wird die Umwelt notgedrungen zum Objekt. In der sozialen Interaktion begegnen sich hingegen Subjekte – wie verzerrt solche Begegnungen durch Machtverhältnisse auch sein mögen. Diesen Unterschied, hat Martin Buber in seiner Begegnungsphilosophie als *Ich-Es* und als *Ich-Du* gekennzeichnet. Beides hat seine Berechtigung und Notwendigkeit. Der chilenische Gestalttherapeut und Existenzanalytiker Gabriel Traverso hat aus diesem Grund vorgeschlagen, von zwei verschiedenen Gestaltzyklen zu sprechen: von dem Gestaltzyklus der Erfahrung und dem Gestaltzyklus der Begegnung.[24]

Wie bei der Befriedigung biologischer Bedürfnisse ist auch bei sozialen Bedürfnissen und Bedürfnissen der Selbstentfaltung die Wiederherstellung der Homöostase, eines Zustandes der Ausgeglichenheit, in der Regel mit Entwicklungs- und Wachstumsprozessen verbunden.

Die Phasen des Gestaltzyklus

Vielfach wird der Gestaltzyklus auch als Gestaltwelle mit den folgenden Phasen dargestellt: Vorkontakt – Kontaktnahme – voller Kontakt – Nachkontakt. Die Bewegung der Welle – am höchsten im Vollkontakt – drückt dabei das Energieniveau aus.

Die externe oder interne Störung des organismischen Gleichgewichts, der Homöostase, bewirkt eine *Differenzierung des Organismus/Umwelt-Feldes* (siehe Abb. 1). Dies führt zur Bewusstwerdung eines Bedürfnisses und der für dessen Befriedigung relevanten Umwelt, also zur Öffnung einer Gestalt, die Vordergrund wird. Die Grenze zwischen dem Ich und der be-

24 vgl. Traverso, 2011, S. 100f.

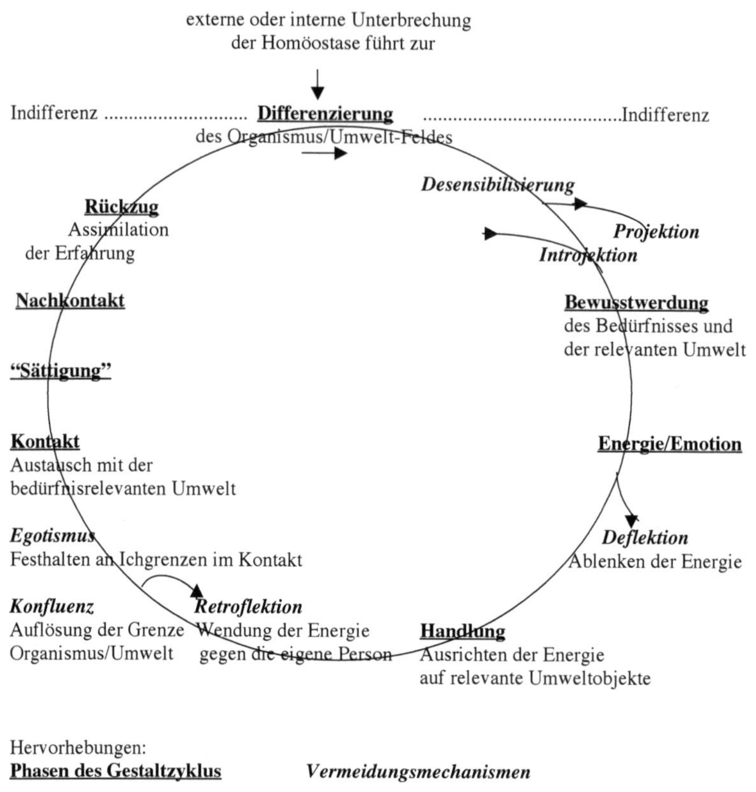

Abb. 1: Der Gestaltzyklus

dürfnisrelevanten Umwelt wird deutlich. Dies gehört zu der *Phase des Vorkontakts*.

Wenn die Figur des Bedürfnisses und der relevanten Umwelt prägnant wird, entwickelt sich Energie, um dieses Bedürfnis im Kontakt mit der Umwelt zu befriedigen. Aggression kommt hier als positive Kraft zur Geltung. Die aggressive Energie hilft, das Bedürfnis in zielgerichtetes Handeln umzusetzen. Sich etwas Herausnehmen, etwas Abbeißen, etwas Kauen, sind im direkten und übertragenen Sinne aggressive Handlungen, die für den Selbsterhalt des Organismus wichtig sind. Dies ist die *Phase der Kontaktnahme*.

Aus Stress-Situationen kennen wir das Phänomen, dass sich Energie massiv mobilisieren kann, wenn eine Bedrohung auftaucht, oder wenn lebensnotwendige Bedürfnisse nicht befriedigt sind. Neurophysiologisch wird hierbei die Amygdala aktiviert und dies löst Reaktionen von Kampf oder Flucht aus.

Energie kann aber auch fehlen, sie kann unterdruckt sein. Energie kann auch verpuffen. All diese Phänomene hängen mit den Vermeidungsmechanismen zusammen, die dafür sorgen, dass die Energie nicht zielgerichtet in den Kontakt mit der Umwelt fließt. Viele dieser Vermeidungen sind verfestigte Formen der Anpassung und/oder der Angstabwehr, die in früheren problematischen Lebenssituationen entwickelt wurden.

In sozialen Kontakten kann Energie dem Wunsch nach Nähe entsprechend der Kontaktanbahnung dienen. Sie kann aber auch im Konkurrenzkampf zur Geltung kommen. Konstruktive Zusammenarbeit erfordert ebenso Energie wie die Auseinandersetzung in der Konkurrenz.

In der nächsten Phase des Gestaltzyklus, der *Phase des vollen Kontakts*, tritt die Person mit der bedürfnisrelevanten Umwelt in Kontakt. Jetzt lösen sich die Ich-Grenzen auf. Es kommt zur (partiellen) Verschmelzung, zum vollen Kontakt: Ich bin der Geschmack des Apfels in meinem Mund, ich bin die Musik, die ich höre – ich bin das Produkt meiner Handlung.

Ist das Bedürfnis im Kontakt mit der Umwelt befriedigt, der Organismus gesättigt, das Ziel erreicht, die Beziehung wieder wunschgemäß, die Gestalt also geschlossen, so kommt es zum Rückzug und zum Nachkontakt: Die *Phase des Nachkontakts* dient der Assimilation des Aufgenommen, der gemachten Erfahrung. Sie ist die Grundlage der Persönlichkeitsentwicklung, des Wachstums.

Schließlich ist die Homöostase wieder hergestellt, die Differenz von Organismus und Umwelt hat sich wieder in Indifferenz aufgelöst.

Der Gestaltzyklus ist im Hintergrund – oft auch im Vordergrund – ein Prozess der Selbstentfaltung und der sozialen Interaktion/Integration. Diese Tatsache ist häufig Ursache für die verschiedenen Störungen und Unterbrechungen der organismischen Selbstregulation im Gestaltzyklus.

Auf der Ebene der sozialen Beziehungen findet eine ständige Balancierung von Kooperation und Konkurrenz, Nähe und Distanz statt. Die Motivation pendelt wischen den Polen von Autonomie und Bindung, Verschmelzung in der Liebe, Machtkampf und Flucht. Auf dieser Ebene ist das zugrunde liegende Bedürfnis das nach Anerkennung in der Selbstverwirklichung. So ist der »Kampf um Anerkennung« der zentrale Modus auf der Ebene der Selbstentfaltung und sozialen Integration des Gestaltzyklus.

Die Widersprüchlichkeit dieser Bedürfnisse ist eine Grundlage für die Vermeidungsmechanismen, die im Folgenden dargestellt werden. Das Aufgeben der Selbstentfaltung zugunsten der Anerkennung führt in die depressive Anpassung, das Aufgeben des Wunsches nach Anerkennung in die Isolation.

Die Störungen dieses Gestaltzyklus der organismischen Selbstregulation durch Vermeidungsmechanismen, bzw. Kontaktstörungen und deren Behebung und die Bearbeitung der zugrunde liegenden Widersprüche sind das zentrale Feld gestalttherapeutischer Arbeit.

Vermeidungsmechanismen – Kontaktstörungen

Die Unterbrechung des Kontaktprozesses hat sehr oft mit vorgängigen negativen Erfahrungen zu tun, vor deren Wiederholung die Kontaktvermeidungen schützen sollen. »Gebranntes Kind«, so sagt der Volksmund. »scheut das Feuer.«

Aber Energie ist für jeden Kontaktprozess unabdingbar. Wenn die Energie statt in den Kontakt in dessen Vermeidung fließt, kommt es langfristig zu psychischen, sozialen und auch zu psychosomatischen Störungen. Gleichzeitig dienen diese Vermeidungen aber auch der Selbststabilisierung und der sozialen Anpassung in schwierigen, manchmal auch traumatischen Situationen. Hier kommt es in der therapeutischen Arbeit also auf die Überprüfung der Angemessenheit der Kontaktunterbrechungen in der gegenwärtigen Situation an.

In der Gestalttherapie werden eine Reihe von Vermeidungsmechanismen, bzw. Kontaktstörungen unterschieden. Als Vermeidungsmechanismen werden sie bezeichnet, weil sie der Konfliktvermeidung und damit der Angstabwehr dienen. Sie sind meist so eingeschliffen, dass sie nicht im Vordergrund des Bewusstseins sind. Ziel der Gestalttherapie ist es, sie wieder in den Vordergrund des Gewahrseins zu rücken, um sie dann entweder aufgeben oder modifizieren zu können. Als soziale Anpassungsmechanismen sind sie nicht nur Widerstände gegen die Befriedigung von Bedürfnissen, sondern zugleich Beistand für die Stabilisierung der Persönlichkeit im sozialen Kontakt. Der Schutz des verletzten Selbst kann deshalb vor allem bei schwer traumatisierten Patienten oft wichtiger sein als die schnelle Auflösung der Kontaktvermeidung. Als Kontaktstörungen werden sie bezeichnet, weil sie den Kontakt mit sich selbst und der Umwelt unterbrechen oder von diesem Kontakt ablenken.

Ich werde sie in der Reihenfolge darstellen, in der sie im Gestaltzyklus in Erscheinung treten können, wobei bestimmte Mechanismen, wie z. B. die Konfluenz, an verschiedenen Stellen des Kontaktzyklus auftauchen können.

Desensibilisierung

Als Desensibilisierung bezeichnet Perls[25] die Fähigkeit, die Intensität von Empfindungen zu reduzieren, nichts mehr oder nur noch wenig zu spüren. Sie ist die Kontaktstörung par excellence. Als Gegenstück dazu nennt er die Hypersensibilität, die in umgekehrter Weise eine Kontaktvermeidung darstellt, weil der hypersensible Mensch diesen gar nicht zulassen kann.

Introjektion

Unter Introjektion wird die unkritische Übernahme von Anforderungen der Außenwelt verstanden. Wer introjiziert, unterscheidet nicht zwischen seinen eigenen Wünschen und den Anforderungen seiner Umwelt. Wer introjiziert, ist zwar gut angepasst, handelt aber nicht unbedingt im eigenen Interesse. Das einzige Interesse, das bedient wird, ist das Interesse, nicht unangenehm aufzufallen, lieb Kind zu sein. Auf der sprachlichen Ebene sind diesbezüglich »sollen« und »müssen« die Lieblingswörter.

Projektion

Bei der Projektion wird im Gegensatz dazu Eigenes bei anderen gesehen. Wer beim kalten Buffet in der dritten Reihe steht und die anderen für gierig

25 vgl. Perls, 1947 [1978], S. 186

hält, mag zwar recht haben – Projektion ist immer auch Grundlage von Erkenntnis –, will sich aber nicht eingestehen, dass er selbst gerne zulangen würde. Sich über andere wegen derer schlechten Eigenschaften aufzuregen, genau zu wissen, wer wie ist, ist oft ein untrügliches Zeichen von Projektion. Es können aber nicht nur schlechte Eigenschaften projiziert werden, sondern auch gute, die man sich selbst nicht zutraut. Die sogenannten Schattenseiten können mitunter sehr viel Gold enthalten.

Deflektion

Deflektion, zu Deutsch Ablenkung, dient der Vermeidung von Kontakt in besonderer Weise. Hier wird nämlich, wie bei den aus der Verhaltensbiologie bekannten *Übersprungshandlungen*, die Energie, die durch die sich öffnende Gestalt entsteht, in Handlung umgesetzt, aber gleichzeitig der Kontakt mit der für das Bedürfnis relevanten Umwelt vermieden. So trommelt einer ständig mit den Fingern auf dem Tisch, statt seinem Ärger Ausdruck zu geben. Auch in der Körperhaltung wird die Ablenkung deutlich, wenn jemand aus der Achse seiner Energie geht, sein Gegenüber nicht direkt ansieht etc.

Retroflektion

Mit Retroflektion ist die »Rückwendung« der auf die Umwelt gerichteten aggressiven Energie gegen die eigene Person gemeint. Man könnte auch von Hemmungen sprechen. Hier ist die Kontaktgrenze wie eine starre Mauer, die die Energie reflektiert statt sie durchzulassen. Sie kann sowohl auf der körperlichen Ebene als Anspannung und Hemmung – häufig Spannungskopfschmerzen, Gelenkschmerzen und Rückenschmerzen –, auf der Verhaltensebene als Zwanghaftigkeit, in Beziehungen als Starrheit und Neigung zu Schuldgefühlen und auf der geistigen Ebene als ständiges Reflektieren und Grübeln – dem Egotismus ähnlich – beobachtet werden. Die extremste Form der Retroflektion stellen die Selbstverletzung und der Suizid dar.

Egotismus

Egotismus bezeichnet die Vermeidung des vollen Kontaktes durch das Festhalten an den Ich-Grenzen, die Vermeidung von Hingabe und Wandlung im Sich-Einlassen auf den vollen Kontakt. Sie ist oft gekennzeichnet durch Nachdenken statt Handeln, Befürchtungen und ein beständiges In-und-um-sich-selbst-Kreisen.

Konfluenz

In gewisser Weise ist die Konfluenz das Gegenteil von der Retroflektion. Hier ist die Kontaktgrenze unscharf. Ich und Nicht-Ich fließen zusammen. Es gibt kein »Ich« und »Du« sondern ein »Man« oder »Wir«. Hier werden die Unterschiede verwischt mit dem Ziel, Konflikte zu vermeiden. Konfluenz tritt nicht nur im Moment des Handlungskontaktes mit der Umwelt auf, sondern auch im Gewahrsein seiner Selbst und der Umwelt zu Beginn des Kontaktzyklus sorgt ihre Unschärfe dafür, dass Introjiziertes für Eigenes und Projziertes für Fremdes gehalten werden kann. Es gibt natürlich auch eine Grenzauflösung, die nicht der Konfliktvermeidung dient, sondern sich bei der Verschmelzung der Liebenden, also im vollen Kontakt ereignet. Auf der spirituellen Ebene ist dies die Erfahrung der *unio mystica*. Das Eintauchen in das Wir einer Gemeinschaft ist sicherlich auch nicht in jedem Fall als Kontaktstörung zu werten.

Der blinde Fleck oder die Abspaltung

Die Abspaltung aus dem Gewahrsein, die Entwicklung blinder Flecken *(Skotomisierung)*, wird meist nicht unter den Kontaktstörungen aufgeführt, ist aber von Fritz Perls immer als ein Haupt-Vermeidungsmechanismus bezeichnet worden.[26] Diese Abspaltung funktioniert, genauso wie die Verdrängung, offenbar als ein gehirnphysiologischer Überlastungsschutz, der uns vor der Überflutung durch übermäßig belastende Eindrücke be-

26 ebd.

wahrt. Der blinde Fleck hat aber auch zur Folge, dass unser Gewahrsein unvollständig wird und der Gestaltzyklus unterbrochen werden kann. Eine verstärkte Form der Abspaltung stellt die Dissoziation dar, bei der das Kontakterleben in der konkreten Situation vollständig unterbrochen wird, die Szene gar nicht, ohne Gefühlsbeteiligung oder auch nur von außerhalb erlebt wird. Diese Form der Abspaltung ist typisch für Traumatisierungssituationen und kann auch in sogenannten *flashbacks* wieder auftreten.

Offene Gestalten – unerledigte Geschäfte als Folge der Vermeidungsmechanismen

Wenn die oben aufgeführten Kontaktstörungen – meist in unseliger Allianz miteinander – das Schließen der Gestalt verhindern, dafür sorgen, dass die Bedürfnisse nicht befriedigt werden, so bleiben sie als offene Gestalt bestehen. Die Vermeidung zieht als meist unbewusste Aktivität einen Teil der Energie ab, der dann für die jeweils aktuellen Gestalten im Vordergrund nicht mehr zur Verfügung steht. Es ist als würde man einen Ball unter die Wasseroberfläche drücken. Er ist dann zwar nicht mehr zu sehen, benötigt aber ständig Energie, um nicht hochzukommen. Daher ist es verständlich, dass Kontaktstörungen die Tendenz haben, immer dann in den Vordergrund des Bewusstseins zu treten, wenn gerade keine andere Gestalt die Aufmerksamkeit auf sich zieht. Insofern ist die Bearbeitung der offenen Gestalten, die – wenn man sie lässt – von selbst Vordergrund werden, die Aufgabe der Gestalttherapie. Dazu müssen allerdings die verschiedenen Vermeidungsmechanismen bearbeitet werden. Hierbei geht es nicht darum, sie einfach aufzulösen – »seit ich keine Hemmungen mehr habe, bin ich glücklich« – sondern ihre Funktionen der Angstabwehr, der Selbstunterstützung und der sozialen Integration zu beachten und sie aus dem unbewussten Automatismus zu lösen. Erst dann können sie, wo das sinnvoll und gewünscht ist, aufgegeben werden, sodass sich der Weg zur Befriedigung der Bedürfnisse, zum Schließen der Gestalt öffnet.

Vermeidungsmechanismen als Selbstunterstützung und soziale Anpassung

Vermeidungsmechanismen werden von Laura Perls und auch von Erv und Mirjam Polster nicht nur als Behinderung der organismischen Selbstregulation, sondern auch als Formen der Selbstunterstützung bezeichnet, die helfen können, Ängste, die durch Triebkonflikte entstehen, in den Griff zu bekommen. Sie als solche zu würdigen, ist Voraussetzung für eine durch Vertrauen und Respekt gekennzeichnete therapeutische Beziehung.

Ich möchte darüber hinausgehend die Vermeidungsmechanismen nicht nur als Formen der Behinderung der Selbstregulation einerseits und der Selbstunterstützung andererseits sehen, sondern auch als Grundmechanismen der sozialen Anpassung, d. h. des sozialen Lernens. Es ist notwendig, dass ich die Regeln des sozialen Zusammenspiels introjiziere, dass ich sie mir zueigen mache, dass ich lerne, sie als eigene Bedürfnisse zu erleben. Schuldgefühle, als gegen die eigene Person gewendete retroflektierte Aggression haben dabei auf der affektiven Ebene die Funktion, uns daran zu hindern, zu egoistischen Psychopathen, bzw. Soziopathen zu werden, die in keiner Weise auf andere Menschen Rücksicht nehmen. Bekanntlich ist der für diese Aufgabe zuständige präfrontale Cortex, der Ort sozialer Anpassung und Impulskontrolle, nicht fest vorprogrammiert, sondern in seiner Funktion Ergebnis von Sozialisationsprozessen, deren Qualität und Ergebnisse sehr unterschiedlich sein können. Fest steht allerdings, dass die meisten sozialen Regeln nicht bewusst gelernt werden, sondern unbewusst übernommen werden. Erst in den Phasen der Verselbstständigung und Individualisierung, im Trotzalter, in der Pubertät und Adoleszenz findet eine kritische Auseinandersetzung mit den Introjekten statt. Wie wir von Piaget[27] wissen, ist das moralische Bewusstsein den Menschen nicht in die Wiege gelegt, sondern entwickelt sich im Rahmen der Intelligenz- und Sprachentwicklung und im Rahmen der Entwicklung des sozialen Bewusstseins in sozialen Interaktionen. Die Moralentwicklung durchläuft dabei verschiedene Stufen:

- Der einfache moralische Realismus: Schlecht ist, was bestraft wird
- Die Heteronome Moral: Gut ist, was von den Autoritäten für gut gehalten wird

27 vgl. Piaget, J. (1986). *Das moralische Urteil beim Kinde.*

- Die Autonome Moral: Selbstständiges moralisches Urteil nach dem Prinzip der Gegenseitigkeit und durch das Abwägen der Grundwerte

Die Introjektion sozialer Regeln, die Retroflektion als Hemmung aggressiver Impulse im Dienste der Anpassung – all diese automatisierten Vermeidungsmechanismen dienen der sozialen Integration. Ziel der Gestalttherapie ist nicht die Auflösung jeglicher Regeln und Hemmungen, also der Rückschritt zum Hedonismus der ersten Stufe der Moralentwicklung – »gut ist, was Spaß macht und nicht bestraft wird« –, sondern die Überprüfung ihrer konkreten Angemessenheit, ihrer Ent-Automatisierung, wie Laura Perls es nennt, mit dem Ziel der bewussten, selbstverantwortlichen Entscheidung darüber, wie ich mich im konkreten Fall sozial verträglich verhalten will. Auf diese Weise betrachtet geht es darum, von der Stufe der heteronomen Moral zur Stufe der autonomen Moral aufzusteigen.

Die Gestalt der Therapie

Drei Ebenen sollen hier unterschieden werden: Die verschiedenen Formen der gestalttherapeutischen Arbeit, der Ablauf einer Therapiesitzung und der Gesamtverlauf einer Therapie.

Die verschiedenen Formen der gestalttherapeutischen Arbeit

Gestalt-Einzeltherapie

Die *Gestalt-Einzeltherapie* verläuft im ambulanten Rahmen. Klient und Therapeut treffen sich in der Regel wöchentlich für eine einstündige Sitzung über einen längeren Zeitraum, der von Art und Umfang des Klientenanliegens bestimmt wird. Klient und Therapeut sitzen sich gegenüber als Ausdruck eines gleichberechtigten therapeutischen Arbeitsbündnisses. Im Zentrum der Arbeit stehen die Anliegen des Klienten. Zur Aktualisierung der Anliegen werden häufig Methoden eingesetzt, die das Umfeld des Klienten lebendig werden lassen, z. B. die Arbeit mit dem *leeren Stuhl*. Da die therapeutische Beziehung nicht nur Modell guten Kontaktes sein sollte, sondern auch Projektionsfläche von Kontaktstörungen des Klienten ist, wird sie häufig auch in den Vordergrund des Gewahrseins geführt.

Gestaltberatung

Auch die *Gestaltberatung* erfolgt in ambulanten Einzelsitzungen. Sie unterscheidet sich von der Einzeltherapie durch die genaue Begrenztheit des Anliegens und eine in der Regel geringere Interventionstiefe. Der Fokus ist auf das Beratungsanliegen in der aktuellen Lebenssituation des Klienten gerichtet. Der biografische Hintergrund wird nicht zentral thematisiert, wie das in einer längeren Einzeltherapie üblich ist. Die Dauer der Beratung geht selten über zehn bis 20 Sitzungen hinaus.

Einzeltherapie in der Gruppe

Die klassische Form der Gestalttherapie ist die *Einzelarbeit in der Gruppe*: Hierbei bringt ein Teilnehmer ein Anliegen, das er mit dem Therapeuten bearbeitet, in einer Gruppe ein, die dabei im Hintergrund ist – sie stellt sozusagen den Resonanzboden dar. Die Beteiligung der Gruppe beschränkt sich auf das *sharing* (jeder äußert am Schluss der Arbeit, was bei ihm angerührt wurde) und auf die Mitwirkung bei sogenannten *Experimenten* – bei Rollenspielen oder bei gezielten Feedbacks, die sich der Klient von Teilnehmern geben lässt. Die Gruppen treffen sich entweder regelmäßig über einen bestimmten Zeitraum oder sie kommen in Workshops zusammen, die über mehrere Tage oder auch Wochen stattfinden. Hierbei entsteht natürlich eine ungeheure Intensität, die im ambulanten Rahmen nicht erreicht werden kann.

Gestalt-Gruppentherapie

Die *Gestalt-Gruppentherapie* geht von der zentralen Bedeutung des sozialen Umweltfeldes aus. Die Phänomene der Gruppendynamik stehen hier im Vordergrund der Aufmerksamkeit und der Einzelne wird als Teil des Gesamtfeldes gesehen. Hier ist die Rolle des Therapeuten nicht mehr so stark im Vordergrund wie bei der klassischen Form. In der neueren Entwicklung der Gestaltgruppenarbeit werden meist Elemente der klassischen Einzelarbeit in der Gruppe mit der Gestalt-Gruppentherapie verbunden.

Therapie mit Kindern und Jugendlichen

Die *Therapie mit Kindern und Jugendlichen* erfordert naturgemäß ein anderes Vorgehen als die Therapie mit Erwachsenen. Schon in den 80er Jahren hat Violet Oaklander ihr Grundlagenwerk zur Gestalttherapie mit Kindern und Jugendlichen verfasst[28] und viele Gestalttherapeuten sind nach ihrem Konzept ausgebildet worden. Der für die Arbeit mit Kindern und Jugendlichen wichtige Einsatz von spielerischen und kreativen Elementen und die wesentliche Bedeutung des therapeutischen Kontakts sind per se Elemente gestalttherapeutischer Arbeit, die ja häufig auch in der Arbeit mit Erwachsenen das innere Kind anspricht. Sich selbst – im Kontakt mit den eigenen Kind-Anteilen – authentisch in die Begegnung mit den jungen Patienten einzubringen, ist dabei genauso wesentlich für den Therapieerfolg wie die Kenntnis der Entwicklungsphasen der Kindheit und Jugend mit ihren jeweiligen Besonderheiten.

Gestalttherapeutische Familientherapie

Diese Form der gestalttherapeutischen Arbeit sieht die Dialektik der einzelnen Familienmitglieder in ihrer (sich entfaltenden) Individualität und der Familie als Ganzes. Die Familie wird hierbei als das wichtigste soziale Feld betrachtet und die entsprechende Spannung zwischen den Personen und Rollen wird berücksichtigt. Die gestalttherapeutische Familientherapie sieht die Phasen, die eine Familie in ihrer Entwicklung durchläuft und die Entwicklungsmöglichkeiten der Einzelnen innerhalb dieser Phasen. So sind Fragen der Zugehörigkeit, der Kind-, Eltern- und Geschwisterrollen genauso wesentlich, um das Feld »Familie« auszuloten, wie Fragen von Fürsorge, Macht und Intimität.[29] Die Entwicklung des Gewahrseins für familiäre Kommunikationen, für Nähe und Distanz im »Hier und Jetzt«, ist dabei genauso wichtig wie die Geschichte und die Struktur des Systems

28 vgl. Oaklander, 1992; s. auch Mortola, P. (2011). *Gestalttherapie mit Kindern und Jugendlichen.*

29 s. Melnick, J. & March Nevis, S. (2001). *Gestaltfamilientherapie.* In R. Fuhr, M. Sreckovic & M. Gremmler-Fuhr (Hrsg.), *Handbuch der Gestalttherapie* (S. 937–952).

der Familie und der Rollen der Einzelnen in ihr. Experimentelles Vorgehen mit der Förderung des Ausdrucks von Wünschen und Bedürfnissen, der Klärung von Konflikten im Gespräch, unterstützt von Rollenspielen und Aufstellungen, kann helfen, problematische Familienkonstellationen in Bewegung zu bringen.

Gestalttherapeutische Paartherapie

Genauso wie die gestalttherapeutische Familientherapie ist die Paartherapie mit dem Spannungsverhältnis von Autonomie und Bindung von »Ich« und »Wir« konfrontiert. Die Auflösung der existenziellen Einsamkeit in der positiven Konfluenz des »Wir« kann im Laufe der Beziehung zu einem pseudoharmonischen Käfig werden, in dem die individuellen Entwicklungswünsche der beiden »Ichs« zu wenig Berücksichtigung erfahren. Die Geschichte der Paarbeziehung, ihr Hintergrund in den Herkunftsfamilien, ihre Einbettung in die Gegenwartsfamilie, in die Arbeitskontexte und den oder die Freundeskreis/e stellen die für die Entwicklung der Beziehung entscheidenden Felder dar. Die Arbeit an der Außengrenze der Beziehung wie auch an der Grenze zwischen den Partnern, die Förderung des Gewahrseins für die Kommunikation und die jeweils eigenen Befindlichkeiten, Wünsche und Bedürfnisse, die gemeinsame kreative Anpassung an die Erfordernisse der verschiedenen sozialen Umweltfelder und das Erlernen flexibler Kompromissbildung jenseits von Machtkämpfen und Verbitterung sind Gegenstand der Paartherapie, in welchem die Paartherapeuten sich oft genug, in den Strudel der Beziehungsdynamik hineingezogen, als authentisches Gegenüber bewähren müssen.

Der Ablauf einer Therapiesitzung

Man kann den Ablauf einer Sitzung nach dem Schema des Kontaktzyklus beschreiben:

Im *Vorkontakt* geht es darum anzukommen, in Kontakt zu treten, Beziehungsfäden aus der vorangegangenen Sitzung wieder aufzugreifen und mit dem Klienten zu sondieren, was das Thema der Sitzung wird. Hier ist es wichtig, dass genügend Unterstützung bzw. Anleitung zur Selbstunterstützung durch den Therapeuten gegeben wird, damit sich der Klient vertrauensvoll öffnen kann.

Es ist die Phase der Gestalt-Öffnung, der Figurbildung, in welcher nicht nur Klient und Therapeut in Kontakt treten, sondern auch der Klient mit sich selbst in Kontakt kommt, sein Gewahrsein für die Gestalt öffnet, die Vordergrund für die Sitzung werden will.

Dafür muss der Therapeut genügend Raum und Zeit lassen und evtl. Gewahrseinsübungen anbieten, welche diese Figurbildung unterstützen.

In der *Kontakt*-Phase geht es auf der Beziehungsebene um das konkrete Kontaktgeschehen, auf der Anliegenebene um die methodische Vertiefung und Bearbeitung des Anliegens, der offenen Gestalt. Beide Ebenen sind dabei wesentlich miteinander verwoben: Die therapeutische Beziehungsebene (Klient – Therapeut und bei Gruppenarbeit auch: Klient – Gruppe) ist einerseits der unterstützende Boden für die Arbeit, andererseits aber auch die Projektionsebene (Übertragung) und Konkretionsebene der offenen Gestalt. Hier kann die offene Gestalt zum Teil geschlossen werden.

In der *Nachkontakt*-Phase geht es um Würdigung dessen, was erreicht wurde und vor allem um die Planung der Realitätsumsetzung. Viele der geöffneten Gestalten können nicht im Rahmen der Therapie geschlossen werden. Viele der Bedürfnisse, die Vordergrund geworden sind, verlangen eine Umsetzung und Erfüllung in der konkreten Lebenswirklichkeit des Klienten. Therapie ist kein Lebensersatz. Die therapeutische Beziehung, auch in der Gruppentherapie, ist allenfalls eine Probebühne. Es geht in der Nachkontakt-Phase also um die Planung der konkreten Umsetzung in der Lebenswirklichkeit.

Dazu können *Hausaufgaben* dienen, die möglichst einfach, konkret und erfüllbar sein sollten. Also nicht: Ich werde den Kontakt mit meiner Frau verbessern, sondern: Wenn ich mich über sie ärgere, sage ich ihr, wie es mir geht, anstatt Vorwürfe zu machen. Ein anderes Beispiel: Anstatt sich vorzunehmen, zukünftig besser für sich zu sorgen, ist es effektiver, einen konkreten Wunsch wirklich umzusetzen wie: Ich lasse mir für mein morgendliches Frühstück eine Viertelstunde Zeit.

Zur Nachkontakt-Phase gehört auch der *Abschied*. Er ist ein Moment der Verdichtung und Bestätigung dessen, was in der Sitzung geschehen ist, was zum Abschluss kam und was offen geblieben ist. In ihm haben alle Gefühle noch einmal Platz: Der Stolz auf das, was in der Sitzung erreicht wurde; der Ärger über das, was ungelöst blieb; der Schmerz um das, was aufgegeben werden musste; die Hoffnung auf das, was man sich umzusetzen vorgenommen hat; auch das Gefühl der Trauer um die Trennung im Moment des Abschieds und die Vorfreude in der Aussicht auf das Wiedersehen.

Johann Sebastian Bach, der viele schmerzliche Abschiede in seinem Leben verkraften musste, ließ seine in Moll geschriebenen Musikstücke meist in Dur enden, als würde ein Sonnenstrahl durch eine plötzliche Öffnung der Wolkendecke aufscheinen.

Der Gesamtverlauf einer Therapie

Es gibt sicherlich Anliegen, die in einer einzigen Therapiesitzung bearbeitet werden können. Oftmals ist allerdings eine längere, kontinuierliche therapeutische Arbeit notwendig, damit sich die Klienten aus eingefahrenen problematischen Verhaltensmustern lösen können. Besonders dann, wenn Ängste und Misstrauen im Spiel sind, muss eine längere Phase der Vertrauensbildung in der therapeutischen Beziehung den Boden für das Wagnis eines Neuanfangs bereiten. Erst im gut gewärmten Gewächshaus einer tragfähigen therapeutischen Beziehung können sich die Ressourcen der Klienten entfalten, die Samen zum Wachsen kommen, die Pflanzen aufblühen.

Nachdem eine tragfähige therapeutische Beziehung etabliert und die diagnostische Sondierung erfolgt ist, kommt es zu einer Festlegung der Themen, welche im Rahmen der Therapie bearbeitet werden. Dieser Therapievertrag ist ein notwendiger Rahmen, der verhindert, dass von einem Thema zum nächsten gesprungen wird, ohne wirklich eine offene Gestalt zu schließen. Dies steht nur scheinbar im Widerspruch zum Grundsatz des Hier und Jetzt – mit dem zu gehen, was im Augenblick im Vordergrund ist, von sich aus zur Figur wird –, sondern ist der Hintergrund in dem diese Figuren erst Prägnanz gewinnen können.

Dann folgt die Hauptphase des methodisch vertieften Arbeitens an den Vermeidungsmechanismen, den Kontaktstörungen, an der Schließung der offenen Gestalten.

Schließlich resümieren Klient und Therapeut in der Abschlussphase gemeinsam den therapeutischen Prozess und überprüfen, welches der angestrebten Ziele erreicht worden ist und was offen bleiben musste. Auch der Prozess der therapeutischen Beziehung wird gemeinsam reflektiert. Nach längerer therapeutischer Arbeit kann ein angemessenes Ritual einen würdigen Rahmen für die Betonung all dessen, was erreicht wurde, und die mit dem Abschied verbundenen Gefühle darstellen.

Gestalttherapie konkret – Was geschieht in der Gestalttherapie?

Veränderung ist nur möglich, wenn sich ein Mensch im intensiven Erleben einer Situation befindet, sozusagen mit Haut und Haar und allen Sinnen beteiligt ist. Hier können kreative Lösungen im Kontakt der Person mit ihrer Umwelt stattfinden, die auf allen Ebenen zu Veränderungen führen. Kognitive Veränderungen durch das Nachdenken über Probleme führen allenfalls zur Veränderung von Ideen, aber nicht zur Veränderung von eingefleischten Gewohnheiten und automatisierten Reaktionen.

Gestalttherapie arbeitet daher auch erlebnisaktivierend unter Einbeziehung von möglichst vielen Ebenen des lebendigen Prozesses. Erst wo das klare Erleben von Bedürfnissen mit dem Gewahrsein seiner Selbst und der entsprechenden Umwelt zusammenkommt, entsteht eine lebendige Gestalt, die zum Abschluss drängt.

Also nicht darüber zu reden, sondern das Gewahrsein der offenen Gestalt im Hier und Jetzt und das entsprechende Umsetzen der gespürten Impulse führen zu kreativen Lösungen, zum Schließen der Gestalt.

Mit dem Prozess gehen: »don't push the river …«

»Don't push the river, it flows by itself«, ist der Wahlspruch des phänomenologischen Vorgehens in der Gestalttherapie. Ich gehe mit dem, was Vordergrund wird, im Vertrauen auf die organismische Selbstregulation. Hier hängt also phänomenologisches Denken eng mit den Gestaltprinzipien der Tendenz zur guten Gestalt, der Prägnanztendenz und der Tendenz offener

Gestalten in den Vordergrund zu treten, zusammen. Die organismische Selbstregulation ist dabei die Tendenz des Organismus, sich im Austausch mit seinem Umweltfeld das zu holen, das zu erreichen, was er für seinen inneren Ausgleich braucht. Hier kann der Therapeut nicht für den Klienten fühlen oder ihn in die vermeintlich richtige Richtung drängen, obwohl er das Beste für ihn will. Hier muss er mit seinem Gewahrsein den Rahmen dafür schaffen, dass der Klient zu sich kommen kann. Deshalb ist das erste Gebot des phänomenologischen Vorgehens in der Gestalttherapie: Mit dem Prozess des Klienten gehen, nichts für ihn wissen, nichts für ihn wollen und nichts für ihn tun; einzig ein aufmerksamer Begleiter und ein authentisches Gegenüber im Kontakt mit ihm sein. So erzeugt der Therapeut auch keine Widerstände, sondern trägt zu deren Auflösung bei.

Nicht gegen den Widerstand, sondern mit dem Prozess gehen – eine Fallgeschichte

»Fast kei' Lust mehr«

Der sechsjährige Michael kommt mit seiner Mutter in die Erziehungsberatungsstelle, weil er seit der Geburt seiner kleinen Schwester vor zwei Jahren regelmäßig einkotet. Er war aus diesem Grund bereits stationär in kinderpsychiatrischer Behandlung, ohne dass sich die Symptomatik grundlegend gebessert hätte.

Im Vorgespräch mit seiner Mutter kommt heraus, dass er bereits mit einem Dreivierteljahr – also viel zu früh – sauber war. Die Mutter macht einen freundlichen aber zwanghaften Eindruck. Wir, meine Kollegin und ich, verabreden mit ihr, Michael nicht mehr wegen seines Einkotens zu beschimpfen oder zu bestrafen, sondern vielmehr möglichst viel positiv mit ihm allein zu unternehmen. Parallel zu meinen Spieltherapie-Sitzungen mit Michael führt die Kollegin Gespräche mit der Mutter.

In der Spieltherapie soll Michael anfangs die üblichen diagnostischen Tests – Mann-Zeichen-Test, Baum-Zeichen-Test und Szeno-Test – absolvieren. Er weigert sich aber, irgendwas zu machen. Auf die Frage, was los sei, sagt er: »I hab fast kei' Lust mehr«. Was er denn machen wolle: »Schlafen«. Ich richte ihm eine Matratze, auf die er sich legt, und decke ihn zu. Kurz darauf steht er auf, geht zielstrebig zum Sandkasten, der in der Ecke des Spielzimmers steht, und belädt dort einen LKW mithilfe einer Schaufel – sorgfältig darauf bedacht, den Sand nicht mit den Fingern zu berühren – so lange bis die Ladefläche voll ist. Dann kippt er die Ladung mit einem Schwung in den Sandkasten zurück. Daraufhin geht er zum Puppentheater. Dort holt er für alle Familienmitglieder eine Puppe und bringt jede um. Abschließend nimmt er die Doktorpuppe und heilt die toten Puppen wieder. Dieser Ablauf seines Vorgehens wiederholt sich in allen sechs Sitzungen wie ein Ritual. Die einzige Veränderung besteht darin, dass er zunehmend häufiger den Sand anfasst und damit zu spielen beginnt. Am Ende der Sitzungen holt ihn seine Mutter ab. Jedes Mal scheint er sehr erleichtert, dass sie gesund und am Leben ist – trotz seiner rituellen Morde an der ganzen Familie.

Im Abschlussgespräch mit der Mutter und meiner Kollegin werden verschiedene Themen angesprochen: Das Verhältnis zur kleinen Schwester, die Schularbeiten, das Verhältnis zum Ehemann. Erst ganz am Schluss kommen wir darauf, nach der Symptomatik des Einkotens zu fragen. Wir haben es schlicht vergessen. Die Mutter von Michael berichtet, dass sie es auch vergessen habe, weil es seit Beginn der Behandlung nicht mehr vorgekommen sei.

Es handelt sich in diesem Fall offensichtlich um eine klassische anale Thematik von Leistungsverweigerung, Aggression gegen die Familie und Einkoten auf dem Hintergrund eines eher zwanghaften Erziehungsstils mit einer verfrühten rigiden Sauberkeitserziehung und einer ausgeprägten Rivalität mit der jüngeren Schwester. Der Teufelskreis rigider Erziehung und analer Symptomatik hatte sich immer mehr zugespitzt: Je ausgeprägter die Verweigerungshaltung und das Einkoten auftreten, desto strenger die Erziehungsmaßnahmen. Durch eine Veränderung der Haltung der Mutter auf der einen Seite und durch die gewährende Haltung in der Spieltherapie andererseits konnte der Teufelskreis durchbrochen werden. Der Junge konnte immer seinen Impulsen nachgehen, ohne darin unterbrochen zu werden. Er konnte auf diese Weise seinen Impulsen symbolischen Ausdruck verleihen, ohne kritisiert zu werden und dann Widerstand leisten zu müssen. Man könnte natürlich sagen, dass es sich um den Erfolg einer analytischen nondirektiven Spieltherapie handele – was soll hieran speziell gestalttherapeutisch sein? Deutlich werden hier im therapeutischen Vorgehen aber zwei Grundprinzipien der Gestalttherapie:

1. Mit dem Prozess gehen – der Therapeut folgt dem Klienten in dessen Prozess und
2. nicht gegen Widerstände, sondern mit ihnen gehen.

Dies ist natürlich speziell in einer Situation des verfestigten Machtkampfes eine sinnvolle Vorgehensweise. Es müssen also nicht immer leere Stühle oder andere klassische Gestaltmethoden sein, die zum Einsatz kommen. Wichtiger ist die Grundhaltung des Vertrauens in die organismische Selbstregulation: dass sich der Klient das sucht, was er braucht, um in den symbolischen Aktionen die offenen Gestalten zum Abschluss zu bringen.

Dass in der Behandlung von Kindern das Arbeiten mit Spielmaterialien offenkundig besser ist als das Gespräch, heißt nicht, dass das nicht auch auf Erwachsene zutrifft, da man es in der Therapie mit den »inneren Kindern« zu tun hat, die sich hinter der Fassade des kompetenten Erwachsenen verstecken.

Unterstützung – Selbstunterstützung

Alles, was ein Mensch braucht, um seiner eigenen Wahrnehmung zu trauen, seine Wünsche ernst zu nehmen und zu verfolgen und dabei mit seiner Energie zu gehen, ist Unterstützung durch sich selbst und/oder durch andere.

Diese Unterstützung durch andere geschieht in der Gestalttherapie nur in dem Ausmaß, in dem sie unabdingbar notwendig ist, um die Selbstunterstützung zu aktivieren. Das alte Prinzip der Hilfe zur Selbsthilfe gilt insbesondere für die Gestalttherapie, in der Selbstverantwortung ein grundlegendes Prinzip und Ziel ist. Dem Klienten eine Unterstützung zu geben, die er sich selbst geben könnte, schwächt diesen, statt ihm zu helfen. Jemanden in der »Opferrolle« zu bestätigen, ist zwar vordergründig entlastend, untergräbt aber die Fähigkeit, das Leben in die eigenen Hände zu nehmen.

In den wilden Zeiten der Gestalttherapie hat das oftmals dazu geführt, dass der Therapeut seinen Klienten in die Selbstunterstützung hineingedrängt hat, indem er ihm die Krücken seiner »Opfer-Spielchen« unsanft entzogen hat, auch wenn dieser noch nicht in der Lage war, auf eigenen Beinen zu laufen. Dies führte manchmal zu Beschämungen, die nicht notwendig und therapeutisch kontraproduktiv waren. Heute wird hier sehr viel behutsamer vorgegangen.

Welche Unterstützung kann der Therapeut dem Klienten in der Gestalttherapie geben?

Auf der Körperebene kann der Therapeut den Klienten anleiten, auf seinen Atem, seine Haltung, seinen Sitz oder Stand zu achten, also alle grundlegenden körperlichen Selbstunterstützungssysteme zu aktivieren. Das bezieht sich selbstverständlich auch auf eine gesunde Lebensführung – ausreichenden Schlaf, gesunde Ernährung, genügend Bewegung, ein ausgeglichenes Verhältnis von Arbeit und Freizeit, die Beachtung von notwendiger medizinischer Versorgung sowie darauf, Klärung in chaotische und ungeordnete Lebensverhältnisse zu bringen oder oft auch umgekehrt, bei einem Leben in zu starr geordneten Verhältnissen dazu anzuregen, die eigenen Bedürfnisse zu entdecken und wo möglich zu leben. Dies wird keinesfalls durch gute Ratschläge vermittelt, sondern durch die Anleitung zur Selbstexploration.

Auf der Beziehungsebene gibt er ihm durch seine offene, zugewandte, nicht kritisch-fixierende Aufmerksamkeit Unterstützung. Durch die Fokussierung auf die Ressourcen des Klienten versucht der Therapeut das zu entdecken, was diesem hilft und ihn unterstützen kann. Was der Klient erzählt und von sich zeigt, akzeptiert der Therapeut als authentischen Ausdruck von dessen Person. Wie Erv Polster es ausdrückte, geht er davon aus, »dass jedes Menschen Leben einen Roman wert sei«, also wert ist, gehört, betrachtet und anerkannt zu werden. Sicherlich ist es für den Klienten auch unterstützend, wenn der Therapeut dessen manchmal vielleicht sehr problematischen Verhaltensweisen als einen Kompromiss von verschiedenen für den Klienten wichtigen aber widersprüchlichen Zielen zu sehen lernt, statt sie zu kritisieren.

Selbstunterstützung ist immer eine Mischung aus vernünftigen Möglichkeiten der Verbesserung von Selbstgewahrsein, Atmung, Haltung und Selbstfürsorge und der oft problematischen Nutzung von Vermeidungsmechanismen. Diese Kontaktunterbrechungen sind eine Form der problematischen Selbstunterstützung, müssen aber in der Therapie als eine Form der Selbstunterstützung gewürdigt werden, die nicht von vorne herein als schlechte Eigenschaft abgewertet werden darf, sondern als eine Möglichkeit gesehen werden müssen, eine fragile Situation zu stabilisieren.

Methode – Erlebniszentrierung – Fokussieren der Gefühle

Gestalttherapie ist ausgesprochen erlebenszentriert, arbeitet häufig mit sogenannten Experimenten. Das heißt, der Klient wird gebeten, Dinge auszuprobieren: in einem Rollenspiel oder indem er bestimmte, wichtige Aussagen deutlich wiederholt oder indem er in sich hineinspürt, oder indem er die Atmung vertieft oder indem er mittels kreativer Medien das Erleben von dem, was konflikthaft feststeckt, in den Vordergrund bringt. Es geht also darum, dass Gefühle wachgerufen werden, denn Gefühle sind die Schaltstelle zum Handeln, die Schaltstelle der Motivation. Gefühle und Motivation hängen dicht zusammen. Daher ist es für den Gestalttherapeuten sehr wichtig, dem Klienten zu helfen, an seine Gefühle heranzukommen. Erst wenn ein Mensch dies tut, ist er offen für die organismische Selbstregulation, kann von allein wieder in Fluss kommen und das wahrnehmen, was für ihn wesentlich ist, um handelnd das zu erreichen, was er braucht.

Die meisten Vermeidungsmechanismen dienen der Unterdrückung von Gefühlen. Es gibt natürlich auch Menschen, die die Auseinandersetzung mit sich selbst vermeiden, indem sie sich in starke Expressionen begeben. So erfolgt aber eher die Ablenkung und weniger die Zentrierung auf ihre wirklichen Empfindungen. Wer immer gleich beginnt rumzuschreien, wird kaum im Kontakt mit seinen Gefühlen sein. Es kommt also nicht auf die Dramatik des Gefühlsausdruckes an, sondern auf seine Übereinstimmung mit dem inneren Empfinden – also darauf, ob der Gefühlsausdruck die Empfindung darstellt oder ob es eher der Ausdruck der Vermeidung der eigentlichen Empfindung ist oder der Manipulation von anderen dienen soll.

Eine 18-jährige Klientin wurde von ihrer Mutter zu mir gebracht, weil sie immer wieder bei kleinsten Anlässen Nervenzusammenbrüche erlitt. Sie schrie und heulte dann über eine längere Zeit hinweg und ließ sich nicht beruhigen. In der gemeinsamen Exploration der Hintergründe ihres Verhaltens erwies sich, dass sie als jüngere Schwester des von den Eltern vergötterten Bruders nur auf diese Weise Aufmerksamkeit auf sich hatte ziehen können. Sie war sonst eher still und zurückhaltend. Das eigentliche Bedürfnis, dass die Eltern ihr auch mal zuhören und sie, wenn es ihr schlecht ging, in den Arm nehmen, hatte sie so lange nicht zeigen können. Dann war die innere Enttäuschung so groß, dass sie zu diesen dramatischen Ausdrucksformen griff, die dann zwar schlagartig die Aufmerksamkeit der Eltern erzeugten, diese aber wiederum mit hilfloser Sorge und oft auch mit Abwehr gepaart war. Diese Reaktion verschlimmerte das Drama noch. Als sie in der Therapie lernte, ihre schlichten Bedürfnisse nach Aufmerksamkeit und Trost in angemessener Weise zu vermitteln, konnten die Eltern positiv auf sie eingehen. Die Nervenzusammenbrüche verschwanden.

Der Gestalt- und Gesprächstherapeut Leslie Greenberg[30] von der York-Universität in Toronto/Canada spricht in diesem Zusammenhang von primären und sekundären Gefühlen. Die primären Gefühle sind die authentischen emotionalen Spontanreaktionen eines Menschen. Die sekundären Gefühle stellen eine Reaktion auf diese primären Gefühle dar. So kann ein Mann z. B. das Gefühl von Angst oder Trauer mit Wut abwehren. Eine Frau kann umgekehrt auf das spontane Wutgefühl mit Angst oder Trauer reagieren. Das primäre Gefühl ist dabei oft gar nicht im Vordergrund des Bewusstseins. Eine dritte Kategorie von Gefühlen stellen die Emotionen dar, die gezeigt werden, um damit etwas zu erreichen. Es müssen nicht gleich die Krokodilstränen als klassischer Fall der geheuchelten Gefühle sein. Oft kann der Spieler einer sozialen Rolle die echten von den gespielten Gefühlen selbst nicht mehr unterscheiden und hält dann sein Klischee- und Rollenspielverhalten für seine authentische Persönlichkeit. Bestimmte Gefühle gehören zu bestimmten sozialen Situation und Rollen dazu. Wer sie dort nicht empfindet, sollte sie wenigstens vorspielen können. Wir alle laufen mit solchen Gefühlsmasken durch die Welt und fragen uns selten, was wir wirklich empfinden. Hier ist die Gestalttherapie eine gute Schule der emotionalen Selbsterkenntnis, weil sie sich nicht mit den Klischees und Rollenspielen zufriedengibt. Ziel der Übung ist dabei nicht, auf jeden Fall positive Gefühle zu erleben, sondern zuerst einmal überhaupt wieder authentisch zu fühlen. Auch wenn anfangs nichts deutlich zu fühlen ist, ist dann zuerst dieses Nichts auszuhalten, bevor die authentischen Gefühle Vordergrund werden können.

30 Greenberg, L. (2006). *Prozess- und erlebensorientierte Therapie. Ein emotionsfokussierender Ansatz.*

Fritz Perls sagte, dass es nicht in erster Linie darauf ankommt, welche Art von Gefühlen in den Vordergrund kommen, sondern, dass es entscheidend ist, dass das Gefühl in seiner Ganzheit, seiner vollständigen Gestalt, da ist – dass es wirklich erlebt wird und zum Ausdruck kommen kann. Insofern geht es um den existenziellen Ausdruck, die Tiefe des Erlebens.

Gefühle sind in der modernen Gesellschaft ja relativ verpönt: Weinen und Lachen werde häufig als unziemlich angesehen. Ein Junge weint nicht, ein Mädchen ist nicht aggressiv. Wir sind jederzeit in der Lage, unsere Gefühle zu kontrollieren. Auf diesem Hintergrund ist die Förderung gefühlsmäßigen Erlebens natürlich erst einmal eine Erlösung und ein Fortschritt: Das Weinen und das Lachen, die Freude und die Trauer, der Ärger und die Wut, die Liebe und der Hass. Alle diese Gefühle bringen uns zu uns selbst und zur Veränderung oder Verarbeitung unserer Befindlichkeit. Die Angst ist allerdings kein Gefühl im Sinne von Gefühlen wie Liebe, Wut, Freude oder Trauer, sondern eine Erregung, die keine Expression, keine aktive Ausdrucksmöglichkeit hat, also gestaut ist und nicht mit der Umwelt in Kontakt treten kann. Angst kann am einfachsten überwunden werden, wenn man die Atmung vertieft, nachspürt, welcher expressive Impuls vorhanden ist, und diesem versucht zu folgen. Meist steht diesem Impuls natürlich eine mächtige Abwehr entgegen, die es erst zu erkennen und zu bearbeiten gilt, bevor dem unter der Angst verborgenen Impuls gefolgt werden kann.

Impulsivität wird in der Gestalttherapie nicht als etwas prinzipiell Problematisches betrachtet, sondern als ein natürlicher Ausdruck, der dem Organismus dient, im Kontakt mit der Umwelt das zu erreichen, was er für sich braucht. Wenn in einer psychiatrischen Diagnose »Mangelnde Impulskontrolle, aggressives Auftreten« steht, hat das natürlich nichts mit gesunder Impulsivität zu tun, muss aber auch auf dem Hintergrund einer emotional schamgebremsten Kultur gelesen werden.

Das Gegenteil – Gefühle um jeden Preis, das Aufgeben jeglicher Impulskontrolle – kann sicherlich auch nicht das Ziel der Gestalttherapie sein. Ziel ist es, die Impulse wieder zu spüren, den Gefühlsausdruck in dem Maße, wie es für einen selbst in Ordnung ist, zuzulassen und auf diese Weise wieder mit sich selbst in Einklang zu kommen.

Der oben zitierte Leslie Greenberg hat in seinen Psychotherapieforschungen herausgefunden, dass Veränderungen nur bei der Fokussierung auf die emotionalen Wurzeln des Erlebens und Verhaltens möglich sind.

Dabei spricht er von sogenannten *Emotionalen Schemata.* Diese Schemata umfassen Erinnerungen in den verschiedenen Sinnesbereichen, interaktionelle Abläufe, physiologische Reaktionen auf organischer und neuronaler Ebene, durch das Erleben geprägte Glaubenssätze und Handlungsimpulse. Schon ein relativ geringer auslösender Reiz kann, vor allem, wenn es durch eine besonders tiefgreifende traumatische Situation entstanden ist, das gesamte Schema wieder aktivieren.

In der Bearbeitung dieser problematischen emotionalen Schemata ist es notwendig, dass eine emotional tragende therapeutische Beziehung etabliert ist. Auf dieser Basis kann dann mit Methoden, die das Erleben aller Aspekte dieser Schemata fördern, ihre Bearbeitung bzw. Auflösung erfolgen. Greenbergs Forschung gibt dabei der Praxis der Gestalttherapie recht, die auf Erlebnis- und Gefühlszentrierung des therapeutischen Vorgehens setzt.

Die Schichten der Neurose

Für Fritz Perls stellte sich Therapie als ein Prozess der Tiefung dar, der das Ziel hat, von einer oberflächlichen, durch Konventionen bestimmten Begegnung des Patienten mit sich selbst und seiner Umwelt zu einer von authentischen Gefühlen getragenen Welt- und Selbstbegegnung zu gelangen. Diese Ebenen der Tiefung bezeichnet er als *Schichten der Neurose*, sozusagen als Zwiebelschalen der Neurose.

Die oberste Schicht ist die *Schicht des »als ob«*, in der wir uns mit den Alltagsfloskeln begegnen, mit dem »Hallo, wie geht's – danke gut« in einer Art oberflächlicher Kontaktaufnahme, die kein wirkliches Interesse am anderen zeigt, sondern nur den Geboten der Höflichkeit entspricht.

Die nächste Schicht ist die *Schicht des Rollenspiels,* die Schicht, in der wir soziale Rollen wie Kollege – Kollegin, Lehrer – Schüler, Arzt – Patient etc. spielen, in denen die sozialen Konventionen unser Verhalten prägen, in denen also die gegenseitigen Erwartungen, wie es in der soziologischen Rollentheorie beschrieben wird, das Drehbuch für das Verhalten innerhalb der Rollenspiele liefern. Diese Ebene ist aber auch noch nicht diejenige, auf der der Mensch selbst zum Vorschein kommt. C. G. Jung nannte dies die »Persona« (lt. *Personare,* hindurchtönen). Daher hieß so im antiken Theater die Maske, durch die der Schauspieler seiner Rolle entsprechend hindurchtönte. Es ist also in dieser zweiten Schicht der Neurose der Schauspieler, der seine Rolle mit der entsprechenden Maske spielt, wobei das persönliche durch die Maske hindurchtönen kann, aber noch verborgen ist. Seien es nun sozial vorgeschriebene Rollen, oder auch solche, die sich im Laufe des Miteinander herausgebildet und schließlich gefestigt haben, immer ist das stereotype, erwartbare Verhalten Vordergrund. Dies gibt uns Sicherheit, da die eigenen Verhaltensweisen und die der anderen voraussehbar und zuverlässig sind. Gerade das schränkt aber auch die persönliche Ausdrucksmöglichkeit ein.

Diese Schicht zu verlassen, zu sich selbst zu kommen, die eigenen Bedürfnisse zu spüren und nicht entlang der Introjekten und Projektionen zu gehen, sondern sich und die Umwelt ungeschminkt wahrzunehmen und den eigenen Bedürfnissen entsprechend zu leben, also mit der Umwelt, mit den anderen wirklich in Kontakt zu treten, macht zunächst Angst, macht phobisch und lähmt.

Das bringt den Neurotiker in die dritte Schicht, die sogenannte *Todesschicht*, die Lähmung. In dieser Schicht ist der Ausweg, in die alten Rollenspiele zurückzukehren, wieder der nette Junge, das nette Mädchen zu sein, die Augen vor der Wirklichkeit zu verschließen, sich gegen die eigenen Bedürfnisse taub zu stellen, verbaut durch die Intervention des Therapeuten, die Förderung des eigenen Gewahrseins. Der Weg nach vorne ist aber durch die Angst vor den eigenen Gefühlen, vor dem eigenen Ausdruck versperrt. Ein Vorwärts ist genauso wenig möglich wie ein Rückwärts. Der Klient befindet sich in der Sackgasse, der Todesschicht, der Lähmung. Fritz Perls meinte zu dieser Schicht, man solle nicht glauben, dass hier keine Energie vorhanden sei. Wenn zwei Mannschaften von je tausend gleich starken Personen Tauziehen, bewegt sich auch nichts, obgleich eine ungeheure Energie vorhanden ist. Wenn also nichts mehr vor und nichts mehr zurück geht, erfolgt letztlich ein Zusammenbruch der Person, die diese innere Spannung nicht mehr aushält.

Es kommt zur *Implosion*. In dieser Schicht bricht die Person zusammen, gibt ihre alten Identifikationen auf und wird bereit, sich dem Strom des authentischen Gefühls zu überlassen.

Es kommt zur *Explosion*, also zu dem oft heftigen Ausbruch der zurückgehaltenen Gefühle. Dieser Durchbruch authentischer Gefühle ist die tiefste Schicht. Genau in diesem Moment beginnt der Klient, mit sich eins zu werden und in wirklichen Kontakt mit seiner Umgebung zu treten, seine wirklichen Bedürfnisse zu zeigen. Es ist die klassische Katharsis. Diese Katharsis kann verschiedene Gesichter haben, je nach dem Gefühl, das sich Bahn bricht. Es ist manchmal wie ein Dammbruch, manchmal kreißt der Berg und gebiert aber nur eine Maus. Es gibt auch verschiedene Formen der Explosion. Manche geregelten, kleinen Explosionen treiben in sehr probater Form Motoren an. Nach der Phase eines solchen Dammbruches ist es notwendig, Kanäle zu schaffen, in denen der Energiestrom in geregelter Form fließen kann. Gelingt das nicht, kann sich der Damm bald wieder bilden.

Ich habe das bei einer schwer depressiven Patientin in der Psychiatrie erlebt, die über zehn Jahre ihren kranken Mann gepflegt hatte und dabei depressiv geworden war. Eines Abends verweigerte sie die Einnahme ihrer Medikamente und warf sie der Schwester, die auf der Einnahme bestand, vor die Füße. Nach diesem Vorfall erzählte sie, was sie jetzt alles aus ihrem Leben machen wolle, dass sie endlich frei sein und auf Reisen gehen wolle. Am nächsten Morgen wollte sie sich kaum noch an den Vorfall zurückerinnern. Sie hatte ihn abgespalten. Scham- und Schuldgefühle hatten wieder die Oberhand bekommen.

Ein einziger Durchbruch schafft also häufig nicht eine neue Lebenshaltung, sondern kann im Gegenteil Scham- und Schuldgefühle aktivieren, die den Damm noch höher werden lassen.

Deshalb kann zwar der kathartische Durchbruch ein einmaliges Gefühl authentischer Lebendigkeit erzeugen, er muss aber in den Alltag des Klienten integriert werden.

Diese fünf Schichten der Neurose werden im therapeutischen Prozess wie Zwiebelschalen geöffnet: von der *»als ob«*- über die *Rollenspiel-*, die *Todes-* und die *Implosionsschicht* bis zur Schicht der *Explosion*, der Befreiung tiefer authentischer Gefühlserlebnisse. Diese können in den unterschiedlichsten Gefühlen bestehen: Freude, Wut, Trauer oder Liebe. Hier wendet sich Perls definitiv gegen die psychoanalytische Reduzierung der Bedürfnisse und Gefühle auf Libido/Sexualität und Aggression. Zentral ist für Perls die Authentizität des Erlebens, der Gefühle, der Bedürfnisse, ihres Ausdrucks und des Kontaktes mit der Umwelt.

Für den therapeutischen Prozess ist dieser Durchgang durch die Schichten der Neurose zum Kern des authentischen Erlebens und Ausdrucks in der Explosionsschicht der idealtypische Verlauf. Die offene Gestalt kann eben nur dann geschlossen werden, wenn es von der wirklichen Erfahrung eines Bedürfnisses aus zur Entwicklung und Mobilisation von Energie, zu einer Befriedigung im Kontakt, im Austausch mit der Umwelt kommen kann. Dies ist also die Matrix, an der sich erfolgreiche Therapie, die einen Menschen aus den Ketten seiner im Laufe der Entwicklung aufgebauten Vermeidungsmechanismen befreien kann, messen lassen muss.

Diese Grundform des therapeutischen Prozesses, die eine klassische Parallele in der antiken Dramatik aufweist, ist die am stärksten im *Westküstenstil* von Fritz Perls vertretene Form der Gestalttherapie. Hier geht es um die Freilegung der wahren Gefühle und Bedürfnisse, um die Auflösung der für die organismische Selbstregulation hinderlichen Vermeidungsmechanismen.

Die andere Seite der Gestalttherapie, u. a. der *Ostküstenstil* von Laura Perls, richtet ihr Augenmerk mehr auf den Dialog, auf die Qualität der therapeutischen Beziehung, auf die Verbesserung des Kontaktes mit der Mit- und Umwelt und des Kontaktes mit sich selbst.

Hier geht es also nicht so sehr um die Befriedigung unterdrückter Bedürfnisse, sondern um die Herstellung befriedigender Beziehungen. Die Ich-Es-Welt steht eher im Vordergrund als die Ich-Du-Welt, wobei man beides auch nicht so radikal trennen können wird. Die Beziehungsebene ist mit jeder Form von Bedürfnisbefriedigung sehr eng verbunden.

Die im Modell der Neurosen-Schichten beschriebene klassische Art des gestalttherapeutischen Arbeitens hat das Bild, das allgemein von der Gestalttherapie existiert, am stärksten geprägt. Die darin liegende Dramatik war über lange Zeit das von manchen mit Angst und Argwohn betrachtete Aushängeschild der Gestalttherapie. Ich wurde noch Mitte der 80er Jahre von der Oberärztin einer psychiatrischen Klinik gefragt, ob ich als Gestalttherapeut so gefährliche Methoden anwenden würde, die die Menschen in die Psychose treiben würden. Das zeigte mir deutlich, wie viel Angst eine Therapiemethode auslöst, die aufdeckend arbeitet und das Gefühlserleben in den Vordergrund stellt. Das Zerrbild der Gestalttherapie – ein hysterisches Ausagieren von Gefühlen mit dem Ziel, die egoistische Durchsetzung der eigenen Bedürfnisse in den Mittelpunkt zu stellen, und mit der Gefahr, dass die Klienten psychotisch werden – prägte lange Zeit die Vorurteile der »bürgerlich« etablierten Psychotherapie-Szene. Ähnlich ist es vermutlich der Psychoanalyse in der Anfangszeit ergangen, als sie mit ihrer Theorie der (bereits frühkindlichen) Sexualität als Haupttriebfeder menschlichen Handelns und der Theorie des Unbewussten – der Mensch ist nicht Herr im eigenen Haus – das verklemmte und von sich selbst eingenommene Bürgertum des viktorianischen Zeitalters gegen sich aufbrachte.

Sicherlich ist auch manches an diesen Vorurteilen berechtigt gewesen. Es sind ja oft nicht die Liter geweinter Tränen oder die beim Schlagen auf Matratzen aufgewirbelten Wolken von Staub, die letztlich den Durchbruch zur eigenen Gestalt ermöglichen. Es war manchmal mehr der liebevolle Klang der Stimme der Therapeutin oder des Therapeuten, das Gefühl, aufgehoben zu sein, das den Fortschritt zur inneren Freiheit ermöglicht hat – zu einem kreativen, vorurteilslosen Kontakt mit sich selbst und der Mit- und Umwelt. Gleichwohl stellt das experimentelle Vorgehen der Gestalttherapie – die Fokussierung auf das Erleben im Hier und Jetzt, das Forcieren emotionaler Durchbrüche und die Einbeziehung des Körpers und des Handelns in die Therapie – eine heilsame Lösung der unfruchtbaren Dauerassoziation und -reflexion des klassischen analytischen Therapiestils dar.

Nach meinem Dafürhalten ist eine Kombination der beiden Stilrichtungen der Gestalttherapie eine sinnvolle Lösung: Die an Drama und Katharsis orientierte Arbeit an der Auflösung der Vermeidungsmechanismen mit dem Ziel eines freien, befriedigenden Kontaktes mit der Mit- und Umwelt muss eingebunden sein in die Erfahrung guter Beziehung im Sinne einer Ich-Du-Beziehung, wie sie Martin Buber darstellt.

Ob in Richtung der Expressionsförderung gearbeitet wird oder daran, die wirklichen Gefühle hinter dem gezeigten Drama zu explorieren, hängt also immer vom Fall ab. Genauso verhält es sich auch mit der Förderung von Regression oder von Progression im therapeutischen Prozess. Droht jemand im Chaos seiner Gefühle und widersprüchlichen Impulse den Halt zu verlieren, so kann die Förderung von kognitiver Einsicht sinnvoll sein. Ist jemand »nur im Kopf« und wehrt seine Gefühle und Empfindungen ab, so kann es ihm helfen, sich ins Spüren und in den nonverbalen Ausdruck zu begeben. Hierbei kann der Einsatz kreativer Medien auch sehr hilfreich sein, weil er Grübeleien und andere kognitive Sackgassen unterläuft. Allerdings kann die Abwehr von Gefühlen manchmal auch eine sinnvolle Form der Selbststabilisierung sein. Unter einer Schicht zwanghafter Abwehr kann sich manchmal ein psychotischer Abgrund verbergen.

Paradoxe Theorie der Veränderung

Arnold Beisser war einer der ersten Schüler von Fritz Perls. Eine Polio-Erkrankung, die ihn fast vollständig lähmte, beendete im Alter von 25 Jahren seine Karriere als Sportler. Er wurde daraufhin Psychiater und wandte sich der Gestalttherapie zu. Auf dem Hintergrund seiner Erfahrung mit der Behinderung entwickelte er die *paradoxe Theorie der Veränderung*. Diese besagt, dass Veränderung nicht dadurch passiert, dass man sich darauf konzentriert, unbedingt etwas verändern zu wollen, sondern dadurch, dass man erst einmal akzeptiert, was, wer und wie man wirklich ist. Dann kann die Veränderung von ganz alleine stattfinden.

Dieser Ansatz entspricht einerseits der existenzialistischen Grundhaltung der Gestalttherapie »Es ist, was es ist«. Es gibt nichts außer dem, was da ist. Auch dein Gedanke, etwas verändern zu wollen, ist Teil deiner momentanen Existenz. Andererseits entspricht es auch dem paradoxen »Werde, der du bist« des griechischen Philosophen Pindar, was sich auch in vielen östlichen Weisheitslehren findet. Hierbei geht es gerade nicht um das Erreichen von erstrebten Persönlichkeitsmerkmalen, sondern um die tiefere Schicht des Selbst, die von solchen Merkmalen losgelöst, also »absolut«, ist, um die Überwindung des Widerspruchs von Sein und Sollen und um das Erreichen der »schöpferischen Indifferenz« jenseits aller Polaritäten.

Die eigene Erfahrung lehrt uns, dass jeder angestrengte Versuch, sich zu verändern, die inneren Widerstände erst recht mobilisiert, die innere Dynamik von *top-dog* und *under-dog* in Gang setzt. Der *top-dog* hat alle moralischen Argumente auf seiner Seite. Der *under-dog* gibt ihm vordergründig recht, boykottiert aber die Umsetzung, sei es aus Angst, sei es aus Bequemlichkeit. Bei aller vordergründigen Einsicht bleibt er letztlich der Stärkere. So muss der *top-dog* nachlegen und das führt dann zu einer Intensivierung des inneren Kampfes, ohne je das gewünschte Ergebnis zu erreichen. Kommt jemand mit diesem inneren Widerstreit in Therapie, wird dem Therapeuten die *top-dog*-Rolle zugeschoben (»Was soll ich tun?«) und dieser kann sich dann die Zähne ausbeißen – erfolglos.

Gebe ich aber den Gefühlen, Gedanken und Impulsen, die mich stören, Raum und akzeptiere sie als einen Teil meiner selbst, ist es viel leichter, sich zu verändern. Negierte Strebungen und Ängste sind viel stärker als akzeptierte.

Gary Yontef, ein führender Vertreter der dialogischen Gestalttherapie (s. u.), bezeichnet die *paradoxe Theorie der Veränderung* als das Herzstück der Gestalttherapie.

> »In diesem Modell wird Widerstand anerkannt und zugestanden. Man benennt ihn und versucht ihn einfach zu verstehen, ohne ihn als nicht wünschenswert darzustellen. Die Arbeit mit und an der Bewusstheit integriert die entgegengesetzten Tendenzen von Impuls und Widerstand. Aber der Widerstand wird nicht gebrochen oder übersprungen. Es geht um die Erweiterung der eigenen Selbstunterstützung, sodass der Patient selbst den Schritt tun kann, der seiner Lebenswelt angemessen ist. Aber der Therapeut versucht nicht, den Patienten dorthin zu bringen, wo er seiner Meinung nach hin sollte.«[31]

31 Yontef, 1999, S. 33

Bearbeitung der Vermeidungsmechanismen – die Methodik der Gestalttherapie

Nachdem die Grundsätze des gestalttherapeutischen Vorgehens geklärt sind, möchte ich im Folgenden die konkrete Bearbeitung der verschiedenen Vermeidungsmechanismen darstellen, die den Prozess der organismischen Selbstregulation unterbrechen.

Awareness und die vier Grundfragen in der Gestalttherapie

Eigentlich braucht man gar keine besonderen Methoden und Techniken in der Gestalttherapie, es geht im Grunde nur um die Förderung des Gewahrseins, der *awareness*, sagt Fritz Perls.

Unter *awareness* wird eine sehr konkrete Form von Bewusstsein verstanden, bei der ein leibhaftiges Innewerden von Empfindungen, Gefühlen, Bildern, Gedanken und Impulsen die Einheit der Gestalt im Vordergrund bildet, die auf ihre Vollendung im Austausch mit der Umwelt zielt.

Dieses Gewahrsein lässt sich durch vier Grundfragen fördern:

- Was erlebst du?
- Was brauchst du?
- Was tust du?
- Was vermeidest du?

Bearbeitung der Desensibilisierung durch Gewahrseinsförderung

Am Beginn jeder Gestalttherapie steht daher die Förderung des Gewahrseins und zwar auf allen Ebenen der Empfindungen, der Gefühle aber auch des Denkens und der Impulse. Dieses Gewahrsein bezieht sich dabei genauso auf sich selbst, wie auf die Umwelt und die Mitwelt, also den Kontakt mit sich, mit anderem und anderen.

Eine wunderbare **Übung** dazu ist das sogenannte *Gewahrseinskontinuum*. Hier wird der Klient aufgefordert, fortlaufend Sätze zu bilden, die mit »Jetzt erlebe ich …« beginnen. Entsprechend der Tendenz offener Gestalten, wieder in den Vordergrund zu kommen, wird er über kurz oder lang bei für ihn wichtigen Themen, Empfindungen und Gefühlen ankommen.

Sie können diese Übung auch einmal für sich selbst ausprobieren. Ich möchte wetten, dass sowohl ihre Sensibilität als auch ihre Wachheit steigen wird und Sie relativ schnell bei Themen ankommen, die für Sie wichtig sind. Eine sehr empfehlenswerte Sammlung von Awareness-Übungen stellt das Buch *Die Kunst der Wahrnehmung* von John O. Stevens (2002) dar.

Bearbeitung von Introjekten

Beim Introjizieren steht die Konfluenz von verinnerlichten Autoritäten Pate. Es ist daher sinnvoll, diese zu identifizieren und in einen Dialog mit ihnen zu treten. Diese Dialogmethode, die weiter unten noch genau beschrieben wird, kann helfen, den eigenen Standpunkt besser zu finden und unterscheiden zu lernen, was ich für mich will und was ich vielleicht nur wollen soll.

Eine sehr effektive **Übung** für die Bearbeitung von Introjekten, die Sie auch gut für sich ausprobieren können, möchte ich Ihnen hier vorstellen:

Sie teilen ein Blatt in drei Spalten ein. In der ersten Spalte listen Sie zehn Dinge auf, die Sie im Augenblick in Ihrem Leben machen *müssen*. Daneben schreiben Sie in die zweite Spalte, welche Dinge Sie von denen, die Sie machen *müssen*, wirklich tun *wollen*. – Wie viele sind übrig geblieben? Danach überprüfen Sie bitte, für welche Sie sich wirklich *entscheiden* wollen, und tragen das in die dritte Spalte ein.

Erfahrungsgemäß kann man ja nicht einfach nach dem Lustprinzip leben, aber oft plagt man sich mit vielen »Sollte« und »Müsste« herum, für die man sich nie wirklich entschieden hat. So neigt man dazu, sich ständig zu sabotieren, statt die Dinge zu machen oder eben nicht zu machen.

Auflösung von Projektionen

Auch für die Bearbeitung der Projektionen ist ein klares Gewahrsein seiner selbst und der Umwelt Voraussetzung. Da es sich bei Projektionen um eigene Anteile handelt, die man auf andere oder anderes projiziert, können sie durch den Vorgang der Identifikation aufgelöst werden. Der Klient wird aufgefordert, sich mit dem zu identifizieren, was er bei anderen ablehnt oder idealisiert. Da es allerdings die Funktion der Projektion ist, die eigenen Schattenseiten nicht annehmen zu müssen, ist es oft schwierig, die Klienten an diese Identifikation heranzuführen. Dabei ist es sehr hilfreich, zu unterscheiden zwischen dem *Ich*, womit ich mich voll und ganz identifiziere, und dem *Selbst*, das als umfassende Einheit der Psyche eben auch Kräfte beinhaltet, mit denen ich mich ungern identifiziere, die ich lieber nicht ausleben möchte. In der Arbeit mit den projizierten Schattenseiten geht es daher oft um die Wandlung dieser Kräfte. Der Prinz, der in einen Frosch oder eine Bestie verwandelt wurde, muss durch liebevolle Annahme dieser Schattenseite befreit werden. Eine spezielle Form der Arbeit mit Projektionen stellt die gestalttherapeutische Arbeit mit Träumen (s. u.) dar. Aber nicht nur in der Arbeit mit Träumen kann eine Integration von abgespaltenen Anteilen, von Projektionen, stattfinden. Dies ist genauso in der psychosomatischen Arbeit möglich, bei der die Identifikation mit belasteten Organen oder Körperregionen zu einer heilenden Integration führen kann.

Eine für mich immer wieder hilfreiche **Übung** zur Auflösung von Projektionen besteht darin, einen Katalog von Verhaltensweisen oder Eigenschaften von Menschen meiner Umgebung, die mich nerven oder die ich idealisiere, zu erstellen. Im zweiten Schritt verwandle ich diesen Katalog in Ich-Aussagen und versuche ehrlich zu prüfen, was sich davon stimmig anfühlt. Ich kann in dieser Weise natürlich auch mit meinen Kopfschmerzen oder anderen körperlichen Symptomen verfahren.

Konzentration statt Deflektion

Aktiv zu werden, ohne mein Ziel zu erreichen, Handeln ohne in Kontakt zu sein – das kann ich einschränken, indem ich mich auf das konzentriere, was ich bin und was ich wirklich will. Diese Konzentration erreiche ich durch das Üben von Achtsamkeit, durch ein Gewahrsein dafür, wie ich die Dinge tue, durch einen bewussteren Kontakt mit mir selbst und meiner Umwelt. Dafür muss ich häufig erst einmal meine Aktivitäten einschränken, um mich auf das, was ich tue, wirklich konzentrieren zu können.

Meditation ist eine gute Möglichkeit, dies zu üben, um aus der Deflektion herauszukommen. Zentrum jeder Meditation ist die Konzentration, sei es auf die Haltung (ZEN), konzentrierte Bewegungsabfolgen und den Atem (Yoga), einen innerlich wiederholten Laut (Mantra-Meditation) oder anderes. Wichtig ist dabei, sich in einer gelassenen Aufmerksamkeit auf den Gegenstand der Meditation zu konzentrieren und diese Übung regelmäßig zu wiederholen. Nach einiger Zeit wird man einen Transfer auf den Alltag feststellen.

Eine einfache **Übung** besteht darin, mich immer wieder selbst mit klarem Gewahrsein für das, was ich erlebe, will und tue, im Alltag zu begleiten.

Auflösung der Retroflektion durch Ausdrucksförderung

Die Auflösung der Retroflektion besteht schlicht in der Umkehr der Energierichtung. Die aggressive Energie, die ich vorher gegen mich gerichtet habe, wende ich gegen die Umwelt. Das bezieht sich auf alle Ebenen: Auf der körperlichen Ebene kann der Klient z. B. seine Wut durch Schlagen auf eine Matratze oder durch Schreien erleben und anfangen, die gestaute Energie als Stärke zu spüren. Auf der Gefühlsebene kann er lernen zu spüren, welcher Ärger gegenüber anderen eigentlich in seinen Schuldgefühlen versteckt ist. Auf der sprachlichen Ebene kann er lernen, klare Aussagen zu machen.

Im Folgenden möchte ich ein Beispiel für die Auflösung von Retroflektion schildern:

Erika (Name geändert) ist eine 29-jährige Krankenschwester. Sie nimmt an einer fortlaufenden Gestalttherapiegruppe teil, die sich über ein Jahr lang wöchentlich trifft. Sie wirkt einerseits sehr kompetent und aufgeschlossen, andererseits hat sie Probleme, sich am Arbeitsplatz durchzusetzen. Besondere Schwierigkeiten hat sie mit ihrem Chef, demgegenüber sie Anlass zur Kritik hat, sich diese aber nicht zu äußern traut.

Nach sieben oder acht Sitzungen berichtet Erika von Beziehungsschwierigkeiten und, dass sie seit vielen Jahren keine Periode mehr gehabt habe. Ihr sehnlichster Wunsch nach einer festen Beziehung und nach Kindern scheint ihr nicht erfüllbar zu sein. Nach längerer einfühlsamer Nachfrage – vor allem durch die Frauen in der Gruppe – über die Hintergründe ihrer Beziehungsschwierigkeiten berichtet sie schließlich von sexuellen Übergriffen durch einen Kollegen ihres Vaters, die sie als Zwölfjährige erlitten hat. Was sie vor allem heute noch nicht begreifen kann, ist, dass ihr Vater sie nicht geschützt hat, bzw. aus dem erfolgten Missbrauch keine Konsequenzen gegenüber dem Kollegen gezogen hat. Bislang steckte das alles so fest in ihr, dass sie auch keine klare Wut spüren konnte. Unterstützt vor allem durch eine Frau aus der Gruppe, die ihr im wörtlichen Sinne den Rücken stärkt, kann sie erst zaghaft, dann immer fester ihrer Wut auf den Vater Ausdruck verleihen. Sie findet klare Sätze, mit denen sie ihre Wut und Enttäuschung zeigen kann. Ich fordere sie auf, zusätzlich auf eine Matratze zu schlagen, um so ihre Wut noch deutlicher auszudrücken. Sie erlebt einen starken Gefühlsdurchbruch. Der Wut folgt schließlich das Gefühl von Trauer über die langen Jahre, die sie durch dieses Trauma behindert war, und auch über die Schwäche des Vaters, dessen Stärke sie so dringend gebraucht hätte. Nach diesem Gefühlsdurchbruch fühlt sie sich sehr durchlässig und wie befreit. Die Trauer klingt noch deutlich nach. Bei der nächsten Sitzung berichtet sie zum einen, dass sie am Tag nach der Sitzung ihre Periode wieder bekommen habe, und an der Arbeitsstelle habe sie auch deutlicher ihre Wünsche äußern können.

Im Rückblick glaube ich, dass ihr besonders die empathische Unterstützung der Gruppe erlaubte, sich an dieses Trauma heranzuwagen. Ohne die Rückenstärkung, vor allem durch die weiblichen Teilnehmerinnen, hätte sie sicherlich keinen so direkten Zugang zu den verschütteten Gefühlen von

Wut und Trauer bekommen. Das Forcieren des Gefühlsausdruckes durch das Wiederholen der Anklagesätze und durch das Schlagen auf die Matratze kann nur dann erfolgreich sein, wenn in der therapeutischen Situation genügend Vertrauen aufgebaut worden ist. Das gilt besonders für die Gruppentherapie – diese kann wesentlich tragender sein als eine Einzeltherapie. Ein forcierter Gefühlsausdruck kann manchmal wie ein Dammbruch wirken. Der befreite Gefühlsfluss muss sich dann allerdings noch ein Flussbett schaffen, in dem er sich in die seelische Landschaft integrieren kann. Gelingt dies nicht, kommt es entweder zum neuerlichen Aufstauen der Gefühle oder die Gefühle sind so stark, dass sie zeitweilig die seelische Ordnung in einer Psychose zerrütten können. Das ist auch der Grund, weshalb Methoden zur Forcierung des Gefühlsausdruckes nur unter tragfähigen Rahmenbedingungen und einer ansonsten stabilen Verfassung der Klienten angewandt werden sollten. Laura Perls sagte, dass Vermeidungsmechanismen – in diesem Fall vor allem die Retroflexion – der Selbstunterstützung dienen. Krücken sollte man erst dann wegnehmen, wenn der Patient wieder laufen kann. Manchmal merkt er allerdings erst, wenn man ihm die Krücken wegnimmt, dass er selbst laufen kann.

Eine **Übung** zur Auflösung von Retroflektionen kann darin bestehen, dass ich immer dann, wenn ich Spannungen spüre, versuche herauszufinden, welchen Impuls ich gerade hemme. Dies kann auf körperlicher, emotionaler oder auch sprachlicher Ebene sein. Ein erster Schritt besteht darin, mir der Hemmungen bewusst zu werden, ein zweiter, mir zu überlegen, was passieren könnte, wenn ich sie aufgebe und in den Ausdruck gehe und ein dritter besteht darin, diesen Ausdruck zu wagen, Gefühle auszudrücken, ein klares Wort zu sprechen, den Kontakt oder auch die Abgrenzung zu erproben. Jeden Tag eine gute Tat ergibt schon 365 in einem Jahr.

Egotismus loslassen – sich einlassen

Die Bereitschaft, sich einzulassen und sich zu öffnen, erfordert Mut. Dies ist auch mit dem Loslassen von Bedenken und der Aufgabe der Selbstverhaftung verbunden. Wenn ich mich nicht dem Erleben des Kontaktes überlasse, bleibe ich gefangen in mir selbst. Erst im Loslassen kann ich mich letztlich wiederfinden – bereichert um eine Erfahrung, die ich nur machen kann, wenn ich mich darauf einlasse.

Der Alltag bietet genug **Übung**smöglichkeiten, den Sprung ins vermeintlich kalte Wasser einer positiven Konfluenz zu wagen oder eben doch zu zögern und zu zaudern. So entscheide ich, ob mein Motto – frei nach Hermann Hesse – lautet: »Denn allem Anfang wohnt ein Zauber inne« oder doch lieber »denn allem Anfang wohnt ein Zaudern inne«.

Konfluenz bearbeiten durch positive Grenzerfahrung

Ist die Auflösung der Ich-Grenze, das Erleben des Einsseins mit der Welt und den anderen Menschen im vollen Kontakt eine tiefe Seinserfahrung positiver Konfluenz, so ist die Aufweichung von Grenzen zwischen sich und anderen aber auch im Gewahrsein der Umwelt dann problematisch, wenn sie die Funktion hat, Konflikte zu bagatellisieren, das Gefühl des existenziellen Getrenntseins zu beschwichtigen, indem *man* im *Wir* baden geht. Die Folge ist nicht nur ein unklarer Bezug zu anderen, sondern man löst sich dabei auch selbst auf.

Der Kontakt zu anderen und zu sich selbst findet an der Grenze statt. Ist diese nicht vorhanden, lösen sich beide auf. Das kann im vollen Kontakt als Erfüllung erlebt werden, tritt es aber als Vermeidung von Begegnung auf, stellt es eine Vermeidung von Kontakt dar. Insofern sind alle Übungen, die diese Grenze in positiver Weise spüren lassen, hilfreich, um aus der Konfluenz herauszukommen. Gerade in Gestalttherapie-Gruppen können vielfältige Erfahrungen der Begegnung und positiven Auseinandersetzung geübt werden. Auf sprachlicher Ebene können *Man* und *Wir* durch *Ich* und *Du* ersetzt werden. Die der Konfluenz zugrunde liegenden Ängste vor Einsamkeit oder Konflikten können thematisiert werden.

Es geht dabei nicht um ein vollständiges Aussteigen aus Bindungen, aus dem *Wir*, sondern um eine Überprüfung der Stimmigkeit der Balance von *Ich* und *Wir*. Es ist nicht die Frage, ob ich die Türe zur Welt öffne oder schließe, sondern es geht darum, dass die Scharniere geölt sind – dass ich von Moment zu Moment entscheiden kann, wie weit ich auf- oder zumache.

Als kleine **Übung** empfehle ich Ihnen, immer wieder zu überprüfen, wo Sie in ihrem Alltag *Ich* sagen wollen und wo sie gerne *Wir* sagen möchten. Sie werden erstaunt sein, um wie viel angenehmer das Leben ist, wenn Sie an dieser Stelle klarer sind.

Auflösung von blinden Flecken/Abspaltungen

Das Unbewusste, sagt Fritz Perls, ist oft das, was jeder sieht, nur der Betreffende selbst hat dort einen blinden Fleck.

Insofern können sich blinde Flecken am besten dadurch auflösen, dass der Klient von anderen, sei es vom Therapeuten oder von Gruppenmitgliedern, entsprechendes *feedback* erhält. Da diese Abspaltungen ja ein Zeichen von Überforderung sind, kann solches *feedback* nur dann angenommen werden, wenn die therapeutische Beziehung gut und tragfähig ist. Sicherlich gilt auch für die Abspaltung, dass eine Erhöhung des Selbstgewahrseins zu ihrer Auflösung beiträgt. Wie bei der Projektion geht es dann darum, sich mit abgespaltenen Anteilen zu identifizieren.

Als kleine **Übung** empfehle ich Ihnen, Menschen, die Ihnen wichtig sind, hin und wieder um eine Rückmeldung zu bitten und selbst anderen Rückmeldungen zu geben.

Vom Umgang mit offenen Gestalten

Da offene Gestalten die Tendenz haben, sich immer wieder bemerkbar zu machen – nicht zuletzt in Träumen –, sind sie eine gute Hilfestellung auf dem Weg zur Integration der Persönlichkeit. Sie zeigen unmissverständlich an, was jemandem fehlt. Das Schließen dieser durch Vermeidungsmechanismen blockierten Gestalten, die Befriedigung dieser Bedürfnisse oder ihre Verabschiedung und gegebenenfalls auch die Trauer um nicht zu erfüllende Wünsche ist Voraussetzung für die Offenheit gegenüber Neuem. Wer nicht durch eine große Zahl von unerledigten Geschäften belastet ist, kann sich der Welt gegenüber öffnen und seine eigenen Potenziale besser entfalten. Aber auch, wenn alle Vermeidungsmechanismen bearbeitet sind, können wir nicht alle unerledigten Geschäfte sofort zum Abschluss bringen, nicht alle offenen Gestalten umgehend schließen. Alles braucht seine Zeit. Es gibt für manche Dinge einfach einen richtigen und viele falsche Zeitpunkte. Wie sollen wir mit den offenen Gestalten umgehen, die im Augenblick nicht geschlossen werden können? Es gibt mehrere Strategien:

➢ Ich kann versuchen, mich abzulenken, d. h. mich auf etwas konzentrieren, was mehr Aufmerksamkeit auf sich zieht. Eine Strategie, die sehr gut in unsere Eventkultur passt, aber häufig die schlechteste Lösung ist. Das eigentliche Bedürfnis wird nicht befriedigt. Die Ablenkung muss immer intensiver sein.
➢ Ich kann einen günstigen Zeitpunkt festzulegen, an dem ich mich dem Problem widmen kann. Hier muss ich nur aufpassen, dass ich Dinge nicht ständig auf die lange Bank schiebe.
➢ Oder ich kann mir genau überlegen, ob ich mich wirklich darum kümmern will oder besser das Anliegen zurückgebe, weil es gar nicht mein Anliegen, sondern ein Introjekt ist.

Kontaktstörungen und ihre Bearbeitung

Der Gestaltzyklus von Hunger – Essen – Sättigung, den Fritz Perls für die organismische Selbstregulation im Organismus/Umwelt-Feld als Grundmuster, als Paradigma beschreibt, lässt sich nur sehr bedingt auf die zwischenmenschliche Beziehungsebene übertragen. Sicher gibt es Menschen, die man zum Fressen gern hat oder die einen eher anekeln, aber das ist doch nur in einem sehr übertragenen Sinne gemeint. Für die zwischenmenschliche Beziehung ist daher meines Erachtens der Begriff des Kontaktes richtiger.

Zur Phänomenologie des Kontakts

Kontakt findet an der Grenze statt. Kontakt heißt Berührung. Ich werde durch jemanden berührt. Etwas berührt mich. Ich berühre jemanden. Indem ich jemanden berühre, fühle ich mich angerührt. Ich spüre mich selbst nur in der Berührung mit dem anderen. Zum Ich werde ich nur im Bezug zum Du, wie Buber sagt.

Ich lasse mich berühren. Ich gehe aus mir heraus. Ich treffe auf andere. Andere machen mich betroffen. Ich lasse mich nicht berühren. Ich gehe nicht in Kontakt. Ich vermeide den Kontakt. Ich will nicht berührt werden. Wo spüre ich denn die Berührung, wenn ich nicht berührt werden will? Ich verweigere den Kontakt. Ich ziehe mich zurück. Ich gehe zurück in mein Schneckenhaus. Ich verkrieche mich. Ich gehe nach innen. Ich schotte mich ab. Ich möchte nichts mehr hören. Ich möchte nichts mehr sehen. Ich möchte nichts mehr fühlen, ich will einfach meine Ruhe haben. Kontakt und Rückzug aus dem Kontakt gehören zusammen.

Zu sich kommen. In Kontakt mit sich selbst sein. Ich kann mir innerlich zuhören. Ich kann mich kritisch ansehen. Ich kann mir freundlich im Spiegel zulächeln. Ich kann mir Mut machen. Ich kann mich entmutigen. Ich kann mich demütigen. Ich schäme mich. Ich rede so zu mir wie mein Vater oder meine Mutter mit mir geredet haben. Ich mahne mich. Ich sorge mich (nicht) um mich. Wie gehe ich mit mir um? Höre ich mir zu? Bin ich freundlich zu mir? Lasse ich es mir gut gehen?

Kontakt mit sich und anderen. Ohne den Kontakt mit anderen kann ich mich nicht spüren. Ich kreise in mir, ich kreise um mich. Ich habe keinen Bezug zu mir, wenn ich nicht im Kontakt mit anderen bin.

Ich bin auch in der Vorstellung mit anderen im Kontakt. Ich kann mich im Geiste an andere Menschen wenden. Ich kann mit Angehörigen oder anderen Menschen, die mir wichtig sind, sprechen, auch wenn sie nicht da sind. Selbst mit Verstorbenen bleibe ich in Kontakt. Immer bin ich in der Vorstellung von Menschen umgeben. Aus der Vergangenheit, der Gegenwart und vielleicht auch aus der Zukunft.

Im Kontakt sein, in Berührung sein, angerührt sein, gerührt sein. Kontakt kann viele Qualitäten haben: Er kann sanft sein oder hart sein – Schläge, tatsächliche oder verbale, sind auch Berührungen und oft weniger gefürchtet als das Ausbleiben jeglichen Kontaktes.

Ein berührendes Zuhören, ein berührender Blick, das Sprechen, und das gemeinsame Schweigen, das In-Worte-Kleiden von Befindlichkeiten, von Erinnerungen, von Vorstellungen, gemeinsame Horizonte wachrufen – all das kann heilsamer, therapeutischer Kontakt sein.

Gestalttherapie und Kontakt

In der Gestalttherapie hat das Konzept des Kontaktes einen zentralen Stellenwert: »Die Kontaktgrenze ist die Linie, an der man ›ich‹ in Beziehung zu dem, was ›nicht ich‹ ist, erfährt.«[32] Oder, wie es Perls formuliert hat:

32 Polster & Polster, 1975, S. 105

»[…] die Grenzen, die Stellen des Kontakts, konstituieren das Ego. Nur wo und wenn das Selbst das ›Fremde‹ trifft, beginnt das Ego zu funktionieren, wird existent […].«[33] Das heißt, Identität und Entwicklung geschehen da, wo Kontakt zwischen zwei Menschen entsteht. Für die therapeutische Situation bedeutet das, dass die psychoanalytische Abstinenz des Therapeuten aufgelockert wird zugunsten dessen größerer Authentizität. Therapie wird zu einer Situation mit »beidseitigem menschlichen Engagement«.[34] Auch die Bedeutung der gesprächstherapeutischen Methodik tritt zurück zugunsten der Aufmerksamkeit auf das direkte Kontaktgeschehen, auf die direkte Interaktion.

Kontaktstörungen

Unter Kontaktstörungen verstehe ich Vermeidungsmechanismen, die auf der Beziehungsebene auftreten. Hier geht es um die Störung des Kontaktes sowohl in aktuellen Beziehungen als auch in früheren und frühesten Beziehungen, die die verinnerlichte Grundlage des Selbstbezugs, des inneren Dialogs darstellen.

Die Dialogische Gestalttherapie versucht konsequenterweise, ihr Augenmerk auf die Qualität der therapeutischen Beziehung zu richten, in der sie den Hauptwirkfaktor erfolgreicher Therapie erkennt.

In der dialogischen Struktur des Selbst sind die für die Gestaltung der aktuellen Beziehungen und des Selbstbezugs entscheidenden Beziehungserfahrungen aufgehoben.

Diese über den Perlsschen Begriff des Selbst hinausgehende Konzeption einer *dialogischen Struktur des Selbst* erlaubt die Klärung des Phänomens der Übertragung, welche die therapeutische Beziehung zu einer Projektionsfläche der Beziehungserfahrung des Klienten macht und deren Bearbeitung ermöglicht.

Zentrale Methode ist hier die Arbeit mit dem *leeren Stuhl*.

---

33 Zitiert ebd.

34 ebd., S. 33

Dialogische Gestalttherapie: Die heilende Kraft der therapeutischen Beziehung

Unter *dialogischer Gestalttherapie* versteht man alle Ansätze, die in der Tradition von Martin Buber die *Ich-Du-Beziehung* als Zentrum der Gestalttherapie sehen. In dieser Tradition der Gestalttherapie wird vor allem die Qualität der therapeutischen Beziehung als Dreh- und Angelpunkt gesehen. Die von Fritz Perls bevorzugte Arbeit an den Vermeidungsmechanismen mit dem Ziel des Durchbruchs der vermiedenen Gefühle und Impulse steht hierbei hinter der Arbeit an den Kontaktstörungen im Hier und Jetzt zurück. Man kann die dialogische – oder nach Yontef die relationale – Gestalttherapie auf einen Nenner bringen: *Ich und Du im Hier und Jetzt.* Besonderer Wert wird hier auf das von Buber so bezeichnete *Zwischen* gelegt, das der Ich-Du-Begegnung die zentrale Qualität verleiht. Dieses *Zwischen* entsteht im Kontakt, es kommt als Drittes in der Begegnung von Menschen hinzu. Es ist mehr als das, was von den jeweils Beteiligten selbst kommt. Es stellt eine Dimension der Begegnung dar, die in gewisser Weise einen spirituellen Charakter hat. Es kann zugelassen, aber nicht gemacht werden.

Achim Votsmeier-Röhr, neben Frank Staemmler und Erhard Doubrawa[35] ein wesentlicher deutscher Vertreter der dialogischen Gestalttherapie, schreibt dazu:

> »Ein so gestalteter Dialog zwischen Therapeut/in und Patient/in bringt den Bereich des ›Zwischen‹ hervor [...], welcher beide Personen in der Begegnung umfasst. Aus diesem Bereich treten die Antworten hervor, die unseres Erachtens den Wirkfaktor der therapeutischen Beziehung ausmachen. Für die ›Heilung durch Begegnung‹ reicht von der Seite des/der Therapeuten/in die Einnahme der Expertenrolle nicht aus, wenn er/sie sich nicht ebenfalls als Person auf die Beziehung einlässt und offen für das ist, was ›zwischen‹ beiden hervortritt.
>
> Die Merkmale der dialogischen Haltung von Seiten des/der Therapeuten/in sind *Präsenz, Umfassung, Bestätigung* und das *Hüten des Dialogischen* im Dienste des ›Zwischen‹.

35 Doubrawa, E. & Staemmler, F.-M. (Hrsg.). (1999). *Heilende Beziehung. Dialogische Gestalttherapie.*

Präsenz bedeutet, sich aufrichtig in die Interaktion mit dem Gegenüber einzubringen, mit dem Ziel, dem/der anderen so gegenwärtig wie möglich zu werden und gleichzeitig die eigene Perspektive zu bewahren. Präsenz beinhaltet, sich emotional berühren zu lassen und das persönliche Erleben ggf. in den Dialog mit einzubringen.

Umfassung bedeutet, das Geschehen in der Therapie so gut es geht von der Seite des Gegenübers wie von sich aus zu erleben, dort und hier zur selben Zeit sein zu können, die phänomenologische Realität des/der anderen zu erleben und gleichzeitig die eigene Zentriertheit zu bewahren. Im Unterschied zur reinen Empathie ist der Fokus nicht das Gegenüber, sondern die Teilhabe an der Situation, die beide Seiten umfasst.

Bestätigung bedeutet notwendig, die andere Person in ihrer Existenz als eigenständiges Wesen zu akzeptieren und darin anzuerkennen, so wie sie im Moment ist. Dies ist jedoch nicht hinreichend für ihre Bestätigung. Diese beinhaltet nämlich ebenso die Bekräftigung der Möglichkeiten, die in ihr als Person vorhanden sind, einschließlich des Anerkennens der verleugneten, abgespaltenen Anteile, die ihr nicht bewusst sind, sie aber ebenfalls ausmachen. Dies kann bedeuten, genaues Feedback zu geben oder etwas zu konfrontieren, was der Selbstwahrnehmung entgeht. […]

Das *Hüten des Dialogischen* im Dienste des ›Zwischen‹ bedeutet, sich als Therapeut/in für den therapeutischen Dialog verantwortlich zu fühlen und die Offenheit dafür zu bewahren, was aus dem Bereich des ›Zwischen‹ entsteht. […]

Die eingesetzten spezifischen gestalttherapeutischen Methoden sind immer im Kontext der Beziehung eingebunden. Kommt es in der inhaltlichen therapeutischen Arbeit zu Schwierigkeiten in der therapeutischen Beziehung, z. B. durch Missverständnisse, ist ein Wechsel auf die dialogische Ebene erforderlich, um das Beziehungsproblem gemeinsam zu verstehen und zu lösen« (Votsmeier-Röhr, 1998).[36]

Die Paradoxa der therapeutischen Beziehung in der Gestalttherapie

Paradox ist die therapeutische Beziehung in der Gestalttherapie deshalb, weil sie der Anforderung genügen möchte, eine Begegnung im Sinne der Ich-Du-Beziehung zu ermöglichen, und gleichzeitig den Hilfe suchenden

36 s. auch Votsmeier-Röhr, 2006, S. 161ff.

Klienten professionelle Hilfe leisten soll, welche Prozessverantwortung sowie diagnostische und methodische Kompetenz voraussetzt – Qualitäten, die eher einer Ich-Es-Beziehung entsprechen.

Wie bereits beschrieben, ist die Qualität der Beziehung zwischen Therapeut und Klient zentral für das Gelingen der Therapie.

Beziehung auf Augenhöhe, authentische Begegnung, Akzeptanz und Empathie oder – mit den Begriffen der relationalen Gestalttherapie – Präsenz, Umfassung, Bestätigung und Hüten des Dialogischen im Dienste des Zwischen sind wesentliche Elemente, die einen heilsamen Dialog ermöglichen. Dies ist mit der Formel »Ich und Du im Hier und Jetzt« gemeint. Nur darin kann sich die »Ich-Du-Begegnung« ereignen, die den heilsamen Kern der therapeutischen Begegnung ausmacht. Diese Momente wirklichen Kontaktes, in denen sich der Klient angesprochen und als Person verstanden und angenommen fühlt, sind ein Geschenk, das nicht durch Techniken oder geplantes Vorgehen erreicht werden kann. Diese Momente ereignen sich.

Prozessverantwortung und Fachkompetenz aufseiten des Therapeuten sind aber genauso wichtig wie die Bereitschaft zur authentischen Begegnung.

Als Therapeut sollte ich in der Lage sein, die Probleme und Anliegen der Klienten zu verstehen, Mittel und Wege zu finden, um bei deren Lösung im Sinne des Klienten hilfreich zu sein. Die Fähigkeit zur sensiblen Wahrnehmung des Klienten und der eigenen Resonanz auf ihn als Hintergrund für die diagnostische Einschätzung ist dabei genauso wichtig wie das Repertoire an Techniken, Methoden und Experimenten, die dem Klienten helfen, eigene Schritte zur Lösung seiner Probleme zu unternehmen. Als Gestalttherapeut erarbeite ich nicht die Lösungen für den Klienten, sondern schaffe Bedingungen und gebe Hilfestellungen für seinen eigenen Bearbeitungsprozess.

Prozessverantwortung setzt voraus, dass der Therapeut den Überblick über das Geschehen in der Therapie behält, seine eigenen spontanen Reaktionen ebenso wahrnimmt wie die des Klienten, seine Interventionen einerseits als spontane Reaktionen zulässt andererseits aber auch nach Maßgabe seiner eigenen fachlichen Einschätzung kontrolliert.

Da die Beziehung zwischen Therapeut und Klient in gleicher Weise wie die vom Klienten berichteten Schwierigkeiten Feld des therapeutischen

Arbeitens ist und beide Felder häufig genug miteinander verwoben sind, besteht die Kunst der Therapie darin, das Gewahrsein für diese beiden Felder bzw. Ebenen gleichzeitig aufrechtzuerhalten. Der Therapeut muss die berichteten Probleme und in gleicher Weise ihre mögliche Spiegelung in der therapeutischen Beziehung (Übertragung!) sehen können, wobei er selbst ein Teil dieses Beziehungsgeschehens ist und sich nicht als Experte komplett herausnehmen darf. Das würde der authentischen Begegnung schaden, die ja der Kern einer gelingenden Therapie ist. Der Therapeut ist so gesehen in paradoxer Weise gleichzeitig innerhalb und außerhalb des Beziehungsgeschehens. In seiner Interaktion mit dem Klienten ist er teilnehmend und reflektierend betrachtend.

Auf den ersten Blick erscheint es einfach, dass ich als Therapeut authentisches Gegenüber meines Klienten bin, doch hier erweist es sich bei näherem Betrachten als schwieriges und doppelbödiges Unterfangen. Ich lasse mich als Therapeut auf die Beziehung zum Klienten in einer Rolle ein, die mir erst einmal Abstand und eine gewisse Deutungshoheit bietet, um dann gleichzeitig und anfangs oft unmerklich in das »Spiel« des Klienten hineingezogen zu werden, von dessen Problematik er mir berichtet. Hierbei Beobachter und gleichzeitig spontan reagierendes Gegenüber zu sein, mich nicht hinter der Übertragungsdeutung zu verschanzen und nicht in der spontanen Reaktion in die Verstrickung des »Spiels« des Klienten zu geraten, erfordert ein hohes Maß an Reflexionsfähigkeit, Selbstbewusstheit, innerer Ausgeglichenheit und gleichzeitig mutiger Bereitschaft zu direktem Kontakt.

Um besser zu verstehen, was in der therapeutischen Beziehung geschieht, vor allem, was das Verhältnis von realer Beziehung und Übertragung betrifft, und wie damit umgegangen werden kann, müssen wir uns eingehender dem Konzept des Selbst zuwenden.

Die dialogische Struktur des Selbst und die dialogische Gestalttherapie

Fritz Perls beschreibt das Selbst im Wesentlichen als Funktion der kreativen Anpassung von Organismus und Umwelt, als Kontaktfunktion an der Grenze zwischen beiden. Diese Grenze besteht einerseits zwischen der Person und ihrer sachlichen Umwelt (Ich-Es) und andererseits zwischen der Person und ihren Mitmenschen (Ich-Du oder Ich-Es). Nicht nur der soziale Kontakt, sondern auch jeder Prozess der organismischen Selbstregulation findet in einem sozialen Rahmen statt. Insofern impliziert das Selbst als Kontaktfunktion immer das Dialogische, die Beziehungsebene. Diese ist in der konkreten Situation sowohl außerhalb – also zwischen der Person und ihrer sozialen Umgebung – als auch innerhalb – zwischen der Person und der verinnerlichten sozialen Umgebung – als ein Selbstbezug gegeben. Es gibt also immer einen äußeren und einen inneren Dialog, die miteinander verwoben sind. Meine prägenden Beziehung serfahrungen sind die Brille, durch die ich die gegenwärtige Beziehung erlebe. Mein innerer Dialog ist die Fortsetzung dieser prägenden äußeren Dialoge.

Das *Selbst* entwickelt sich in Erfahrungssequenzen, die immer einen kommunikativen Kontext und/oder Inhalt haben, also immer einen zentralen dialogischen Aspekt besitzen. Die dabei wesentlichen »signifikanten anderen« verdichten sich auf die Dauer zum »generalisierten anderen«[37], mit denen/dem sich das Individuum identifiziert, auf sich selbst beziehen kann. Selbstbewusstsein ist so betrachtet die Fähigkeit, sich mit den Augen der/des anderen zu sehen, die Beziehung zu sich aus der Perspektive des anderen.

Aufgrund der partiellen Identifikation mit dem anderen, die vermittelt über die sogenannten Spiegelneuronen automatisch abläuft, identifiziert sich die Person sowohl mit der eigenen Seite des *Selbst* – mit seinen Selbstwahrnehmungen, Wünschen, Gedanken und Impulsen – als auch mit dem Empfinden des wahrgenommenen Anderen, dessen Haltungen und Impulsen. Der äußere Dialog wird gleichzeitig als innerer Dialog erlebt, bei dem es der Person möglich ist, sich mit beiden Seiten zu identifizieren. Das Ich als Zentrum der Selbstidentifikation ist also potenziell bilokal: bei sich selbst und beim anderen verortet.

Mit welcher Seite des verinnerlichten Dialogs das Ich identifiziert ist und welche auf den anderen oder die Welt projiziert wird, ist nicht von vorneherein ausgemacht, sondern entscheidet sich nach den vorherrschenden Bedürfnissen und den Gegebenheiten des Feldes.

37 Mead, 1969, S. 280ff.

Das *Selbst* ist so gesehen a priori intersubjektiv, d.h. dialogisch strukturiert. Der Selbstbezug ist verinnerlichter Dialog[38], der in der Begegnung wieder nach außen projiziert wird. Das erklärt in einfacher Weise Prozesse der *Übertragung,* bei welcher der verinnerlichte Part einer früheren Bezugsperson auf den anderen übertragen wird, als auch die *Projektion*, bei welcher eigene Anteile aus früheren verinnerlichten Dialogen auf den anderen übertragen werden und man selbst die Rolle des anderen einnimmt. Man kann sich das gut am kindlichen Rollenspiel verdeutlichen, in dem z.B. das von der Mutter gescholtene Kind mit der imitierten Stimme der Mutter mit der Puppe oder dem jüngeren Geschwister schimpft. Bei Übertragung und Projektion denkt man naturgemäß an pathologische Verzerrungen von Kommunikation. Pathologisch sind Übertragung und Projektion aber nur dann, wenn sie nicht mit der aktuellen Wahrnehmung abgeglichen und entsprechend modifiziert werden. Wahrnehmung ohne Übertragung oder Projektion von Vorerfahrungen kann gar nicht funktionieren – es ist ungefähr so sinnstiftend wie das Lesen eines Textes in einer unbekannten Sprache. Dies setzt selbstverständlich voraus, dass das Speichern von Erfahrungen, ihre Verarbeitung und ihr Erinnern eine zentrale Funktion des *Selbst* und Voraussetzung seiner Aktualisierung im Kommunikationsprozess ist. Die Projektion vorgängiger Dialogerfahrung ist daher nicht nur die Basis der Wahrnehmung des anderen, sondern auch von sich selbst im Bezug zum anderen, also vom ganzen Dialog.

So entsteht ein dialektisches Verhältnis von Selbst- und Weltbild im Inneren mit den Beziehungen im Äußeren, von innerer und äußerer Wirklichkeit, von innerem und äußerem Dialog. Äußerer Dialog wird verinnerlicht – introjiziert, innerer Dialog wird veräußerlicht – projiziert. Um mit Piagets Begriffen zu sprechen: Das *Selbst* akkomodiert sich den äußeren Kommunikationserfahrungen, die äußere Erfahrung wird aufgrund des entstandenen *Selbst* assimiliert, d.h. solange assimiliert bis eine Akkomodation unumgänglich ist. Dies kann anhand des Schemas in Abbildung 2 deutlich gemacht werden.

38 Der Begriff Dialog bezieht sich hier prinzipiell auf die Interaktion von mehr als zwei Individuen.

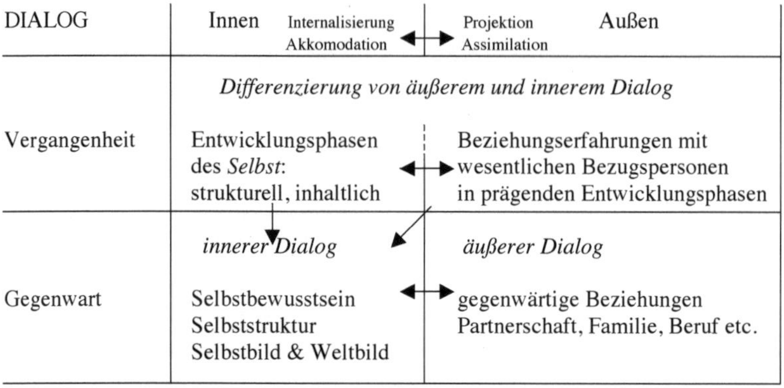

DIALOG	Innen Internalisierung Akkomodation	←→	Projektion Assimilation Außen
	Differenzierung von äußerem und innerem Dialog		
Vergangenheit	Entwicklungsphasen des *Selbst*: strukturell, inhaltlich	←→	Beziehungserfahrungen mit wesentlichen Bezugspersonen in prägenden Entwicklungsphasen
	innerer Dialog	↙	*äußerer Dialog*
Gegenwart	Selbstbewusstsein Selbststruktur Selbstbild & Weltbild	←→	gegenwärtige Beziehungen Partnerschaft, Familie, Beruf etc.

Abb. 2: Die dialogische Struktur des Selbst

So muss man meines Erachtens davon ausgehen, dass das Selbst nicht nur die Funktion der kreativen Anpassung an die Umwelt und Mitwelt hat, sondern, dass das Selbst durch vorgängige Erfahrungen geprägt ist. Hier gibt es also nicht nur das Selbst als Funktion der Anpassung im Kontaktprozess, sondern auch das Selbst als geronnene Dialogerfahrung – also nicht nur Hier und Jetzt, sondern auch Biografie, wie Erv Polster uns in einem seiner Ausbildungsworkshops deutlich machte.

In der Entwicklung des Selbst gibt es aber nicht nur eine Internalisierung externer Dialogerfahrungen als Basis des Selbstbezugs und Selbstbewusstseins, sondern gleichzeitig auch eine Strukturentwicklung, die die prinzipielle Trennung von Innen und Außen, von Ich und Welt, von Ich und Anderen garantiert, um Erfahrungen richtig zuordnen zu können – um die Perspektivität des Erlebens und Handelns zu etablieren. Positive Kommunikations- und Handlungserfahrungen im vertrauten sozialen Kontext sind wesentlich für die Entwicklung dieser Strukturen. Solche Strukturen können aber unter ungünstigen Entwicklungsbedingungen auch fragil bleiben und bei Belastungen zusammenbrechen. Das kann dann zu strukturellen Störungen, zu psychotischer Symptomatik bzw. zu sogenannten Frühstörungen führen.

Gehen wir von einer solchen Art der dialogischen Struktur des Selbst – nicht nur als Prozess und Anpassungsfunktion auf der Beziehungsebene, sondern eben auch als biografisch gewachsener Struktur – aus, so zeigt sich, dass es sich in der therapeutischen Beziehung um mindestens drei Ebenen handelt:

- Die konkrete Dialogebene in der Therapie kann durch die zugewandte, akzeptierende, empathische und authentische therapeutische Haltung der Präsenz, Umfassung und Bestätigung eine alternative, positive Beziehungs- und damit auch Selbsterfahrung vermitteln.
- Prägende Beziehungsmuster und Strukturen der Herkunftsfamilie stellen eine Matrix für das Erleben und die Gestaltung der Klient-Therapeut-Beziehung dar. Hier wird also die Frage nach der Aktualisierung dieser Muster in der Therapie gestellt – nach dem Übertragungs-Gegenübertragungsgeschehen. Der Dialog ist somit nicht nur der Dialog in der therapeutischen Beziehung, sondern bezieht sich auf alle wichtigen prägenden Beziehungen, die ein Mensch im Laufe seines Lebens erlebt und gestaltet hat.
- Insofern ist der Dialog nicht nur Mittel der Therapie, sondern auch ihr Gegenstand. Sowohl die vorgängigen Dialoge als auch der verinnerlichte Dialog, also der Selbstbezug, können im therapeutischen Experiment aktualisiert und bearbeitet werden. Die therapeutische Beziehung ist dann auch Projektionsfläche, d. h. auch in der Matrix von Übertragung und Gegenübertragung zu sehen.

Die für die erste Ebene unabdingbare Bemühung um eine vertrauensvolle, authentische Beziehung ist dabei Basis für das gemeinsame Erkennen von überlagernden, übertragenen alten Beziehungsmustern. Diese Erkenntnis und die Bearbeitung sind auf der dritten Ebene vor allem mithilfe der Dialogarbeit mit wesentlichen Bezugspersonen und/oder Selbstanteilen möglich.

Projektion in der therapeutischen Beziehung – Übertragung und Gegenübertragung

Projektion als Grundlage von Erkenntnis, Abspaltung und Wahn

Projektion ist ein normaler Bestandteil von Wahrnehmung im Allgemeinen. In der Wahrnehmung werden notwendigerweise aktuelle Sinneseindrücke auf dem Hintergrund vorgängiger Erfahrungen interpretiert. Ich gehe also mit meinen Beziehungserfahrungen in neue soziale Begegnungen hinein, d.h. ich projiziere notgedrungen und sinnvollerweise alte Erfahrungen auf das neue Erleben.

Von Projektion im problematischen Sinne spricht man dann, wenn das, was ich beim anderen erlebe, und das, was und wie der andere nach seinem eigenen Urteil und dem anderer ist, stark voneinander abweichen. Die Frage, wer dabei Recht hat, ist nur kommunikativ lösbar. Der Geisterfahrer, der sich wundert, wie viele Geisterfahrer ihm entgegenkommen, zeigt die Relativität der Wahrheit, aber auch die Regelbarkeit von Konsensbildung.

In der Regel dient die Projektion der Abspaltung eigener Schattenanteile, die wir bei anderen dann umso deutlicher erkennen. Der Balken im eigenen Auge ist das beste Vergrößerungsglas für den Splitter im Auge des anderen. Nicht ich bin aggressiv, gierig, eingebildet, ängstlich, geizig, etc., sondern die anderen.

Ein Patient sagte nach etwa zehn positiv verlaufenen Sitzungen zu mir: »Ich weiß, Sie lehnen mich ab.« Als ich ihn fragte, wie er darauf käme, sagte er: »Ich spüre das ganz tief in mir.« Als ich daraufhin sagte, dass ich ihn keineswegs ablehnen würde, sagte er: »Ich weiß, Sie sind höflich und würden das nie zugeben.« Hiermit war sein Wahn, von mir abgelehnt zu werden, gerettet.

Das Problem des Wahns ist, dass er oft eine sich selbst erfüllende Prophezeihung darstellt. So auch in diesem Fall: Der Patient brachte mich schließlich dazu, die Therapie zu beenden, weil ich seine dauernden Angriffe gegen die mir unterstellte Ablehnung seiner Person nicht mehr ertrug. Durch diesen Schritt war meine Ablehnung gegen ihn »rechtskräftig« bewiesen.

Übertragung und Gegenübertragung

Bei der Übertragung werden Emotionen, die ursprünglich gegenüber den Eltern oder anderen wichtige Bezugspersonen der kindlichen Entwicklung erlebt wurden, auf den Therapeuten bezogen erlebt. Gegenübertragung ist die korrespondierende emotionale Reaktion des Therapeuten auf die Übertragung des Klienten. Bei diesem Konzept, das ursprünglich aus der Psychoanalyse stammt, wird die Verwandtschaft und der Unterschied beider Verfahren besonders deutlich.

Bei der Übertragung spielt das Alter und Geschlecht des Therapeuten oft keine entscheidende Rolle. Entscheidend ist, welche Thematik beim Klienten im Vordergrund steht – so kann auf den männlichen Therapeuten die auf die Mutter bezogene Emotion genauso übertragen werden wie die, die sich auf den Vater, auf die Geschwister oder andere wesentliche Personen aus der Biografie des Klienten bezieht.

Übertragung ist in der Psychoanalyse ein zentrales therapeutisches Medium. Ohne die Übertragung alter Beziehungsmuster auf die therapeutische Beziehung ist nach Vorstellung der Psychoanalyse Therapie nicht möglich. Erst wenn die emotionale Besetzung innerhalb der Therapie greift, d. h. vom Patienten erlebt wird, können diese übertragenen Beziehungsmuster überhaupt bearbeitet werden. Die Bearbeitung geschieht dann mittels der sogenannten Übertragungsdeutung. Hierbei wird die gegenüber dem Therapeuten erlebte Emotion bezüglich ihres Ursprungszusammenhangs gedeutet, sodass sich der Patient z. B. sagen kann: »Aha, diese Gefühle einer unbestimmten Angst, die der Analytiker bei mir auslöst, gehören eigentlich in die Beziehung, die ich als Kind zu meinem Vater hatte. Die Ablehnung, die ich durch meine Mutter erfahren habe, erlebe ich hier in der Analyse durch den Analytiker; oder die Konkurrenz, die ich mit meinen Geschwistern hatte, spüre ich bezogen auf die Patienten, die vor und nach mir kommen.« Es wird also einerseits mit der Übertragung gearbeitet, auf der anderen Seite wird die Übertragung durch die deutende Aufdeckung der ursächlichen Beziehungsproblematik aufzulösen versucht und das Problem auf seinen Ursprung zurückgeführt.

Die Gestalttherapie bezeichnet die Übertragung im Gegensatz zur Analyse nicht als Kern, sondern als eine Störung der therapeutischen Beziehung und sieht diese nicht als eine Projektionsfläche für frühere Beziehungen, sondern als eine reale Beziehung zwischen zwei konkreten Menschen mit allen Licht- und Schattenseiten, die natürlich als therapeutische Beziehung einen professionellen Charakter besitzt und bestimmten Einschränkungen unterliegt. Es geht in dieser Beziehung um die Themen des Klienten und nicht um die des Therapeuten. Bestimmte Beziehungsaspekte einer tiefen Beziehung – jede Form von Intimität oder Vermischung mit privater

Beziehung – sind selbstverständlich ausgeklammert, auch wenn durch die Öffnung des Klienten gegenüber dem Therapeuten eine ausgeprägte Beziehungstiefe entstehen kann.

Die therapeutische Beziehung ist in der Gestalttherapie in erster Linie eine wirkliche Begegnung im Sinne des *Ich-Du* Martin Bubers und keine *Ich-Es-Beziehung* mit dem Therapeuten als Subjekt und dem gestörten Patienten als Objekt.

Die Bearbeitung von Übertragung und Gegenübertragung in der Gestalttherapie

Wenn der Gestalttherapeut den Eindruck gewinnt, der Patient überträgt etwas auf ihn, wird er versuchen herauszubekommen, auf wen sich das ursprünglich bezieht. Das kann methodisch z. B. so vor sich gehen, dass der Therapeut von seinem Stuhl aufsteht, auf die Seite des Klienten wechselt, mit diesem zum Therapeutenstuhl hinsieht und mit ihm gemeinsam versucht zu ermitteln, was oder wer da sitzt und woher er das, was er in Bezug auf den Therapeuten erlebt, kennt. Taucht dabei ein entsprechendes Gegenüber auf, so kann mit der Methode des *leeren Stuhls* eine Bearbeitung stattfinden.

Eine andere Möglichkeit, die Übertragung auf den Therapeuten aufzulösen, besteht darin, den Klienten aufzufordern, in die Therapeuten-Position zu wechseln, indem er auf dessen Stuhl Platz nimmt. Erfahrungsgemäß lösen sich allein durch diesen Perspektiven- und Rollenwechsel ein großer Teil der Übertragungen auf. Der Klient ist dann eher bereit, an seinen Projektionen zu arbeiten.

Häufig ist aber die Reaktion des Klienten: »Das kenne ich von *Ihnen* und ich reagiere auf *Sie.*« Das Angebot, die Projektion der eigenen biografischen Beziehungserfahrungen zu sehen, wird abgelehnt, weil es gegen die Abspaltung und Verdrängung dieser Erfahrung arbeitet, die hier vergangene Erlebnisse im Dunkeln lassen soll. So ist die Projektion auf den Therapeuten – also die Übertragung und die damit einhergehende Abspaltung der eigenen Erfahrung – ein Vermeidungsmechanismus, der dem Schutz vor diesen Erfahrungen dienen soll. Auch wenn diese Deutung vielleicht zutreffend ist, ist sie problematisch, weil sie den Klienten in seiner Sicht des Therapeuten nicht ernst nimmt. Dieser hat natürlich das Recht, sich falsch gesehen zu fühlen, muss aber als gleichberechtigtes Gegenüber die Sicht des Klienten als dessen Erleben ernst nehmen und die Differenz von Selbst- und Fremdbild aushalten. Dass die oben genannten Gestalt-Methoden des Perspektiven- und Rollenwechsels dem Klienten helfen können, eigene Projektionen, bzw. Übertragungen von Wahrnehmungen zu unterscheiden, macht sie besser für die Auflösung von Übertragungen geeignet als Deutungen aus der Autorität des Fachmanns, wenn diese dem Selbstverständnis des Klienten zuwiderlaufen. Diese Deutungen helfen dem Therapeuten allerdings, mehr vom Klienten zu verstehen.

Um mit diesen sogenannten Übertragungsphänomenen zurechtzukommen, kann der Therapeut sich nicht nur als authentisches Gegenüber des Klienten, sondern auch als Stellvertreter für die verschiedenen Bezugspersonen aus dem Leben des Klienten zu sehen lernen. Was der Klient mit ihm zu machen versucht, kann er als Einblick in die Erfahrungswelt des Klienten betrachten, ohne sich dabei als Person herauszunehmen. Das heißt, er nimmt Übertragungsphänomene wahr, bleibt dabei aber persönliches Gegenüber und reagiert von sich aus spontan auf den Klienten.

Der Therapeut geht nicht auf alle Manipulationsversuche des Klienten ein, er unterbricht eingefahrene Rollenspiele, beispielsweise indem er sie mit dem Klienten gemeinsam analysiert. Gemeinsam mit den Klienten auf die Metaebene zu gehen und die abgelaufenen Prozesse noch einmal von dieser Warte aus zu reflektieren, kann zu einer sinnvollen Lösung von unweigerlich eintretenden Verstrickungen beitragen, die ein therapeutisches Arbeiten in der authentischen Begegnung mit sich bringt.

Der Therapeut ist also immer auf einer doppelten Ebene anwesend: Einerseits als authentisches Gegenüber, andererseits als der Fachmann, der problematischen Spiele des Patienten erkennen kann und darauf in nicht aufgeregter Weise reagiert, aufklärt, zu Experimenten einlädt, die das problematische Verhalten verdeutlichen oder bewusst machen können, oder Alternativen ausprobieren lässt. Insofern gibt es Beides: Authentische Beziehung und professionelle Beziehung mit der Zielrichtung auf die authentische Beziehung.

Die Übertragungsbeziehung hat zwei Seiten – die Dynamik der Übertragungs-Gegenübertragungsbeziehung

Da diese projizierten Erfahrungen Beziehungserfahrungen sind, haben sie jeweils zwei Seiten, die aufeinander bezogen sind. Zum oben beschriebenen Gefühl, abgelehnt zu werden, gehört biografisch der ablehnende Elternteil und das abgelehnte Kind. Beide Seiten dieser Erfahrung, die »Täter«- und die »Opfer«-Seite, sind verinnerlicht. In der Therapie projiziert der Klient dann die »Täter«-Seite auf den Therapeuten – meist nachdem er ihn anfangs als »Retter« idealisiert hatte und in seiner diesbezüglichen Hoffnung enttäuscht ist – und identifiziert sich selbst mit der »Opfer«-Seite. Die uneingestandene Identifikation mit der »Täter«-Seite, erfolgt dann als »legitime« Aggression gegen die durch den Therapeuten erlebte Ablehnung. So dient die Projektion der abgelehnten eigenen Anteile nicht nur der Entlastung, sondern erlaubt auch das Ausleben dieser Anteile.

Mit der Einnahme der »Opfer«-Rolle lädt der Klient den Therapeuten in die »Retter«-Rolle ein. Wird er dieser Rolle nicht gerecht – was über kurz oder lang immer passiert – wird ihm die »Täter«-Rolle zugeschrieben. Wenn jetzt der Therapeut in seiner Gegenübertragung darauf anspringt, d.h. emotional entsprechend gekränkt auf die Unterstellung seiner Ablehnung reagiert, so kann sich die problematische Beziehungsdynamik wieder entfalten, was letztlich zum Scheitern der Therapie führt.

Deshalb ist es notwendig, dass der Therapeut seine emotionalen Reaktionen auf den Klienten bewusst wahrnimmt, verantwortlich und offen damit umgeht, ohne seine grundsätzliche Akzeptanz des Klienten infrage zu stellen. Dies kann dadurch geschehen, dass er dem Klienten mitteilt, was dieser bei ihm auslöst, ohne ihn deshalb anzugreifen oder zu verurteilen. Hätte ich dem oben genannten Klienten mitteilen können, dass mich seine Unterstellung kränkt und aggressiv macht, statt ihm, bis es nicht mehr ging, zu versichern, dass ich ihn nicht ablehne, wäre die Therapie möglicherweise erfolgreich gewesen.

Auflösung der Projektion durch Identifikation

Wie kann sich der Klient von seinen Projektionen befreien? Der Weg geht wie bei der Bearbeitung jeder Projektion über die Identifikation mit den abgespaltenen Anteilen des problematischen Beziehungsmusters. Erst die Identifikation des Klienten mit der »Täter«-Seite erlaubt ihm, aus diesem »Spiel« auszusteigen. Das bedeutet natürlich nicht, dem Klienten nachträglich die Schuld dafür zu geben, abgelehnt worden zu sein. Wenn man ihn auffordert, sich mit dem ablehnenden Elternteil zu identifizieren, geht es um die Befreiung vom Beziehungsmuster der Ablehnung. Erst wenn ich eine Position einmal wirklich, d. h. mit Körper, Seele und Geist, eingenommen habe, kann ich sie loslassen und kann aufhören, sie auf andere zu projizieren. Die Kraft der »Täter«-Seite zu spüren, erlaubt es mir, das Gefühl der Angst und des Ausgeliefertseins aufzugeben, das ich in der Identifikation mit der »Opfer«-Seite aufrechterhalte. Insofern ist die Bearbeitung der Projektionen immer Arbeit am eigenen Schatten. Sich mit diesem zu identifizieren bedeutet nicht, sich zukünftig so negativ zu verhalten, wie die Menschen, unter denen man gelitten hat, sondern bedeutet, sich von dem Beziehungsmuster zu befreien, an das man in der »Opfer«-Perspektive gebunden bleibt.

Methodik der dialogischen Gestalttherapie – der leere Stuhl

Neben der anfangs geschilderten Gestaltung der therapeutischen Beziehung ist eine der zentralen Methoden der dialogischen Gestalttherapie die Arbeit mit dem *leeren Stuhl*. Hier können alle möglichen Formen innerer oder äußerer Dialoge inszeniert werden, indem der Klient aufgefordert wird, wesentliche Bezugspersonen oder innere Anteile in seiner Vorstellung auf diesem leeren Stuhl Platz nehmen zu lassen, mit ihnen zu sprechen, deren Rolle – durch Stuhlwechsel – einzunehmen und so mit ihnen in einen Dialog zu treten. Diese experimentelle Technik ist so etwas wie das Markenzeichen der Gestalttherapie geworden.

Das folgende Beispiel aus der Praxis soll die Arbeit mit dem *leeren Stuhl* anschaulich machen:

»Wie in Feindesland«

Eine Lehrerin, etwa 50 Jahre, kommt in die Praxis mit einer manifesten Herzphobie und einer ausgeprägten depressiven Symptomatik. Ein Aufenthalt in einer psychosomatischen Kurklinik hat ihr sehr gut getan. Sobald sie wieder im Schuldienst ist, nehmen die Symptome – Arrhythmien, Herzrasen, Schlaflosigkeit, depressive Verstimmung – wieder zu. Die somatische Abklärung verläuft negativ, d.h. es besteht kein manifester organischer Befund.

Als belastend erlebt sie ihre Einsamkeit, nachdem beide Töchter das Haus verlassen haben. Diese hatte sie nach der Trennung von ihrem Mann vor 15 Jahren – er verließ sie wegen einer jüngeren Frau – alleine groß gezogen. Als belastend erlebt sie außerdem die Schulsituation, vor allem die Situation vor der Klasse. Hier hat sie immer den Eindruck, sich wie in Feindesland zu bewegen. Bis in die späten Abendstunden bereitet sie ihre Unterrichte äußerst gewissenhaft vor, um sich für die Auseinandersetzung mit den Schülern gewappnet zu fühlen.

Bei ihren Vermutungen über das, was die Schüler von ihr denken könnten, kommen ihr alle möglichen Formen der Abwertung in den Sinn: Die Schüler würden sie für fachlich inkompetent halten, den Unterricht langweilig finden, sie persönlich ablehnen etc. Ich lasse sie eine Reihe leerer Stühle aufbauen, einen für jede Schülerin und jeden Schüler, die oder der ihr als besonders ablehnend oder kritisch in Erinnerung ist. Nachdem auf diese Weise acht Stühle aufgebaut sind, bitte ich sie, sich in ihre Rolle als Lehrerin zu begeben. Sie soll sich ausschließlich auf ihre Gefühle konzentrieren. Angst und der verzweifelte Versuch durchzuhalten seien für sie im Vordergrund. Der Puls und die Atemfrequenz seien deutlich erhöht. Sie könne sich kaum konzentrieren. Ihr Blick sei nicht auf die Schüler gerichtet. Diese nehme sie nur schemenhaft wahr. Sie halte sich krampfhaft am Konzept fest und hoffe nur darauf, dass die Stunde bald vorbei sei.

Es ist offensichtlich, dass sie auf diese Weise ihre Projektion »Die Schüler lehnen mich ab« aufrechterhalten kann.

Jetzt bitte ich sie, nacheinander in die Rolle der Schüler zu schlüpfen, und jeweils aus deren Position zu sagen, wie es ihnen geht.

Zu ihrem Erstaunen fällt ihr von der Schülerseite aus nur negativ auf, dass sie keinen Blickkontakt herstellt. Die Beurteilung wie gut oder schlecht der

Unterricht sei, schwankt von sehr gut bis befriedigend. Manchmal sei sie etwas streng, aber das sei schon in Ordnung. Wieder in der eigenen Rolle ist sie sehr erstaunt über das Ergebnis des Rollenspiels und es gelingt ihr jetzt, die Schüler direkt anzusehen. Das Gefühl, das sie jetzt hat, ist sehr viel besser. Sie nimmt sich vor, in Zukunft mehr auf den Blickkontakt zu achten. In der nächsten Sitzung eine Woche später berichtet sie, dass ihr das Unterrichten anfange Spaß zu machen, und sie über das gewachsene Interesse ihrer Schüler erstaunt sei.

Der *leere Stuhl* ist also einerseits Projektionsfläche für die Bilder, die der Klient von anderen oder von eigenen Anteilen hat. Auf diese Weise lässt er die Vorstellungen lebendiger werden. Andererseits kann sich der Klient, wenn er den *leeren Stuhl* selbst einnimmt, mit seinen Projektionen identifizieren und sie auf diese Weise loslassen. Er kann aber auch – oft zu seinem Erstaunen – feststellen, dass er vom Gegenüber unbewusst andere Informationen erhalten hatte, die ihm erst in der Identifikation mit ihm auf dem leeren Stuhl bewusst werden.

Schließlich kann durch Wechsel der Positionen ein Dialog zustande kommen, der zu einer Lösung von äußeren oder inneren Polaritäten führen kann.

Einsatzmöglichkeiten der Arbeit mit dem leeren Stuhl

Der *leere Stuhl* kann also eingesetzt werden, um mit nicht anwesenden Personen zu sprechen (monologisches, bzw. dialogisches Fantasie-Gespräch), aber auch, um innere Anteile zu differenzieren und den inneren Dialog zu fördern (Selbstgespräch).

Ein typischer unfruchtbarer innerer Dialog ist der zwischen *top-dog* und *under-dog*. Der *top-dog* hat immer recht und der *under-dog* unterwirft sich scheinbar, macht aber trotzdem nicht, was der *top-dog* von ihm erwartet. Dieser Dialog kann nur aufgelöst werden, wenn der *under-dog* beginnt, Verantwortung für sich selbst zu übernehmen und sich klar entscheidet, welche Dinge er wirklich bereit ist zu tun.

Manchmal wohnen aber nicht nur zwei Seelen in der Brust, sondern es sind mehr Anteile, die beispielsweise in einer Entscheidungsfrage eine Rolle spielen. Hier kann dann auch eine größere Zahl innerer Anteile zu einer *parts party*, wie Erv Polster es nannte, zusammenkommen und gemeinsam eine Lösung erarbeiten. Oft sind widerstrebende innere Anteile so stark miteinander verwoben, dass sie sich in ihrer Wirkung blockieren. Eine stärkere Differenzierung dieser Anteile verhilft dann jedem zu seinem Recht und bietet die Möglichkeit, dass sie einen sinnvollen Kompromiss finden können.

Wenn Sie zurzeit ein wichtiges Entscheidungsthema beschäftigt, können Sie einmal versuchen, die dafür wichtigen inneren Anteile zu identifizieren und deren Sichtweisen, Argumente und Wünsche herauszufinden. Konzentrieren Sie sich dabei auf die wesentlichen Stimmen des inneren Konzertes. Suchen Sie dann nach Lösungen, die die Wünsche aller Seiten berücksichtigen. Es kann dabei auch zu kreativen Absprachen zwischen den Anteilen kommen. Suchen Sie solange, bis alle Teile zufrieden sind. Der Anteil, der nicht berücksichtigt wird, wird nämlich die Lösung sabotieren.[39]

39 vgl. Schulz von Thun, 2006, S. 221–231

Gestalttherapie und Körper

Gestalttherapie geht davon aus, dass es keinen vollständigen Unterschied zwischen der körperlichen, geistigen und seelischen Ebene gibt, d. h., dass die Struktur des Körpers, seine Haltung, seine Bewegung, die Gestik und die Mimik, auch körperliche Organfunktionen und deren Störungen eng verbunden und in gewisser Weise identisch sind mit dem Bereich des Seelischen, der Gefühle und auch mit den geistigen Prozessen. So betrachtet sind es verschiedene Ebenen der gleichen Prozesse.

Fritz Perls hat das Denken als eine Art Probehandeln bezeichnet. Unterstützung für solche Auffassungen kann man auch beim berühmten Genfer Entwicklungspsychologen Jean Piaget finden, der die kognitive Entwicklung, die Entwicklung des Denkens als eine Bewegung vom Konkreten zum Abstrakten, vom sensumotorischen über das konkret operationale zum formalen Denken versteht, d. h. geistige Prozesse auch mit körperlichen Bewegungen in engem Zusammenhang sieht. Moderne Methoden der Förderung von Kindern mit Schulproblemen greifen auf diese Erkenntnis zurück und fördern diese erfolgreich durch die Methode der *Sensorischen Integration*, bei der die Koordination grundlegender Bewegungsabläufe trainiert und damit die geistige Leistungsfähigkeit verbessert wird.

Ganz deutlich gilt dies auch für den Zusammenhang der körperlichen Ebene mit der Ebene des Gefühls, des Seelischen. Hier greift Perls auf die Erkenntnisse von Wilhelm Reich zurück, der die Identität von Charakterpanzer und muskulärer Verspannung aufdeckte.

Verschiedene Ebenen müssen hier unterschieden werden:

- der Körper als Basis und Ausdruck von psychischen Phänomenen

- die Störungen körperlicher Befindlichkeit und Funktionen als psychosomatisches Phänomen
- der Umgang der Gestalttherapie mit körperlichen Phänomenen

Zum letzten Punkt kann gesagt werden: Gestalttherapie ist keine Körpertherapie im engeren Sinne. Sie arbeitet nicht vorwiegend mit passiver oder aktiver Bewegung, wie es z. B. die aus der Reichschen Tradition von Alexander Lowen entwickelte Bioenergetik tut. Sie bezieht aber die körperliche Ebene sehr stark mit ein, z. B. indem sie das Gewahrsein der Leiblichkeit anleitet und fördert, durch das Wiedergeben der Beobachtung von Körperhaltung und Ausdruck des Klienten bewusster macht und auch durch Körperübungen unterstützt, die den Energiefluss und damit die Selbstunterstützung des Klienten verbessern.

Eine Reise durch den Körper zur Förderung des Selbstgewahrseins

Um einen Eindruck von der Wirkung des vertieften Körpergewahrseins zu bekommen, würde ich Ihnen vorschlagen sich ein paar Minuten Zeit für eine Reise durch Ihren Körper zu gönnen. Dafür sollten Sie sich aufrecht und entspannt hinsetzen. Beide Füße berühren den Boden. Die Hände liegen auf den Oberschenkeln oder den Armlehnen Ihres Sitzes. Die Augen können auf einen neutralen Punkt vor Ihnen gerichtet oder geschlossen sein. Jetzt beginnen Sie mit Ihrer Aufmerksamkeit durch den Körper zu wandern. Von der kleinen Zehe bis zum Scheitel widmen Sie jedem Teil Ihres Körpers nacheinander Ihre volle Aufmerksamkeit und verweilen dort, wo Sie unnötige Anspannung spüren so lange, bis diese sich im Rhythmus Ihres Atems nach und nach auflöst. Sie folgen dabei dem Rhythmus, den der Atem von selbst findet und lassen mit jedem Ausatmen mehr und mehr los. Wenn Sie sich bei dieser Übung in Gedanken verlieren, kehren Sie gelassen zu Ihrer Reise durch den Körper zurück. Möglicherweise werden dabei offene Gestalten, unerledigte Situationen Vordergrund. Sie können sie freundlich begrüßen und ihnen einen Platz für die spätere Erledigung zuweisen. Dann werden sie wie von selbst in den Hintergrund treten. Wenn Sie diese Übung für einige Minuten ausführen, werden Sie feststellen, dass

Sie gleichzeitig eine deutliche Entspannung und eine klare Wachheit erleben – es sei denn, Sie brauchen Schlaf oder eine andere prägnante offene Gestalt drängt in den Vordergrund und lässt sich nicht abweisen. In diesem Fall sorgen Sie kurz für deren Erledigung und kehren dann zu Ihrer Körperreise zurück.

Die Bedeutung des Körpergewahrseins in der Gestalttherapie

Normalerweise ist unser Körper selten im Vordergrund unserer Aufmerksamkeit, sondern – wenn man so will – der zentrale Hintergrund unseres Lebens und Erlebens und tritt eigentlich nur in bestimmten Zusammenhängen in den Vordergrund: Im Körperkontakt, in der Liebe, bei körperlichen Anstrengungen oder bei Verletzungen und Krankheiten, wenn Schmerzen unsere Aufmerksamkeit auf den Körper richten. Er ist die Quelle von Lust und Schmerz, er ist unsere deutlichste Versicherung, in der Welt zu sein – zu leben. Die meisten Menschen haben ein mehr oder weniger ausgebildetes Körpergefühl, was den sicheren Boden des Weltbezugs darstellt, aber es gibt auch seelische Störungen, bei denen dieses Körpergewahrsein sich verändert und sogar tendenziell auflöst. Das »im Körper sein« ist szs. das Normale. Empfindungen, außerhalb des Körpers zu sein, sich selbst von außen wahrzunehmen, werden immer wieder von Menschen beschrieben, die entweder lange Meditationserfahrungen haben oder in existenziellen Bedrohungssituationen (Nah-Tod-Erleben) sind. Das sind allerdings seltene Ausnahmen von dem normalen Gefühl, innerhalb des eigenen Körpers zu sein, innerhalb dieser körperlichen Existenz, in der Inkarnation des Eingefleischtseins eine Grundlage des Selbstgefühls zu haben. Dieses körperliche Selbstbewusstsein kann allerdings sehr unterschiedliche Qualitäten aufweisen. Stellen Sie sich nur das Körpergefühl in einer akuten Angstsituation oder in einer depressiven Verstimmung im Gegensatz zu dem satten Körpergefühl nach einer gesunden körperlichen Anstrengung oder in einer Liebesumarmung vor.

Eine Möglichkeit für die Gestalttherapie, diese Grundlage zu verbessern, ist das Körpergefühl aus seinem Hintergrund- und Schattendasein herauszuholen, es zum Vordergrund des Gewahrseins zu machen, auf die körperliche Befindlichkeit – vielleicht auch die Empfindlichkeit, die Haltung, Spannung, die Impulse – zu achten und diese Befindlichkeit einfach durch freundliche Aufmerksamkeit in den Vordergrund zu holen. Die gewohnheitsmäßig angespannten hochgezogenen Schultern, werden in dem Augenblick, in dem ich ihnen meine Aufmerksamkeit zuwende, von selbst nach unten sinken. Solange ich mich auf die unbewusst als gefährlich empfundene Welt konzentriere, werde ich sie jedoch in Abwehrspannung hochziehen, ohne mir dessen bewusst zu sein.

Meine Empfehlung ist, sich alle paar Minuten kurz auf den eigenen Körper zu konzentrieren und darauf zu achten, wie viele Muskeln angespannt sind, die Sie im Augenblick gar nicht benötigen. Ein Freund, der erst als Erwachsener das Fahrradfahren lernte, erzählte mir, dass er nach seiner ersten kleinen Radtour Muskelkater in den Armen gehabt habe, weil er sich so krampfhaft am Lenker festgehalten hatte.

So, wie Sie sich Ihrer körperlichen Befindlichkeit gewahr werden, können Sie auch andere Menschen beobachten und darauf achten, zu welcher Tätigkeit deren Haltung und Bewegungsmuster wirklich passt. Manche Menschen gehen durch die Welt als hätten sie eine schwere Last zu tragen, andere bewegen sich wie in Feindesland, manche sind so gehetzt als würden sie gleich den Zug verpassen und andere scheinen am liebsten unsichtbar sein zu wollen.

Der Körper lügt nicht. Allenfalls sehr gute Schauspieler können nach außen hin eine Befindlichkeit darstellen, die mit der eigenen Befindlichkeit nicht übereinstimmt. Das können sie aber nur, da sie vollständig in der gespielten Rolle aufgehen. Normalerweise wirkt allerdings der Versuch, sich körperlich in einer anderen Haltung zu präsentieren als sie der inneren Befindlichkeit entspricht, eher unangenehm und falsch. Die Freundlichkeit des Geschäftsmannes hinterlässt das ungute Gefühl, betrogen zu werden, die gespielte Empörung wirkt lächerlich, das falsche Pathos peinlich, die offensichtlich gespielten »großen Gefühle« hysterisch.

Der Körper ist der Ort der Gefühle

Die Wut sitzt im Bauch. Der Ärger krampft mir den Magen zusammen. Die Sehnsucht lässt mein Herz brennen. Die Freude lässt es höher schlagen. Der Appetit öffnet den Mund und lässt den Speichel fließen. Der Ekel dagegen presst die Zähne aufeinander und löst Würgen aus. Die Angst schnürt mir Hals und Brust zusammen und lähmt den ganzen Körper. Es ist die augenblickliche körperliche Befindlichkeit, die uns den direkten Weg zur wirklichen eigenen momentanen Existenz eröffnet – jenseits aller Vorstellungen davon, wie wir uns im Augenblick fühlen sollten oder wollten.

Der Körper speichert offene Gestalten

In automatisierten Haltungen und Bewegungsmustern verbergen sich geronnene Lebenserfahrungen, offene Gestalten, unabgeschlossene Situationen. Durch das Gewahrsein der eigenen körperlichen Haltung und Befindlichkeit können solche Situationen wieder Vordergrund werden und dann bearbeitet werden. Erst wenn ich mich meiner augenblicklichen Befindlichkeit ganz öffne, ohne sie verändern zu wollen, werde ich frei und bereit, sie loszulassen. Hier zeigt sich wieder die Richtigkeit der paradoxen Theorie der Veränderung: Was du loslassen willst, muss erst Raum bekommen, um wirklich da zu sein.

Daher ist es für die Gestalttherapie ein zentraler Weg, die Klienten dazu anzuleiten, wieder in Kontakt mit der eigenen körperlichen Befindlichkeit zu kommen, ohne diese vorschnell verändern zu wollen. Weise ich einen Klienten auf seine angespannte Haltung hin, wird er sich ertappt fühlen und gleich versuchen, seine Haltung zu ändern. Bitte ich ihn aber, seine Anspannung zu spüren und vielleicht ein wenig zu übertreiben, so kann er beginnen, für seine bis dahin unbewusste Haltung die Verantwortung zu übernehmen und sie dann wirklich loslassen.

Insofern ist die sogenannte *Amplifikation* (wörtlich: Erweiterung, sinngemäß: überzeichnende Verdeutlichung) typischer körperlicher Haltungen und Reaktionsmuster ein sehr direkter Weg zu grundlegenden offenen Gestalten und deren Bearbeitung.

Körperdiagnostik

Blockaden und andere Störungen der körperlichen Haltung, des Atems, des Bodenkontaktes, der Impulsivität, der Bewegung und des Umweltkontaktes werden direkt bei der Beobachtung des Klienten offensichtlich. Dass das Selbstgewahrsein davon abgespalten sein kann, ist Folge dieser Kontaktunterbrechungen. So ist das Unbewusste oft – wie Fritz Perls[40] sagt – nicht das, was tief im Inneren verborgen ist, sondern das, was für alle anderen offensichtlich ist und nur der Betreffende selbst ausgeblendet bzw. abgespalten hat.

Gleichwohl hat in der Körperdiagnose nicht der Blick von außen, sondern die Entfaltung des Gewahrseins von innen Priorität. Der Blick von außen kann hier allenfalls prozessbegleitend sein, wobei bestimmte Beobachtungen angesprochen werden, die helfen, das innere Nachspüren auf abgespaltene Bereiche auszurichten.

Sie können, um das nachzuvollziehen, mit einem Partner die folgenden Übungen machen:

- Jemanden *verstehen*, sich *hinein versetzen*: Sie versuchen sich genauso hinzustellen oder hinzusetzen wie der andere und sagen ihm dann, wie es Ihnen in dieser Haltung geht.
- *Wie geht's?*: Sie laufen hinter dem anderen her und versuchen dabei, seinen Gang genau zu imitieren. Danach können Sie ihre Erfahrungen abgleichen. Dann tauschen Sie die Rollen.

Polaritäten

Widersprüche innerhalb einer Person sind natürlich auch auf der körperlichen Ebene existent. Ein allseits bekannter Widerspruch ist der von Kopf und Bauch. Es gibt aber auch Widersprüche zwischen der linken und der rechten Körperseite, da bei Rechtshändern die rechte Seite eher die aktive und die linke eher die passive ist. Die Vorderseite des Körpers ist eher der Zukunft zugewandt, während die Rückseite mit dem Hintergrund, der Vergangenheit, in Verbindung steht. Dies sind eher allgemeine Polaritäten. Es können sich aber individuelle Polaritäten auf der körperlichen Ebene entwickeln. Wo sitzt die höchste Energie oder Spannung? Welcher Impuls wird wo erlebt und wie wird er zurückgehalten? Hier gibt es also Polaritäten von Impuls und Impulskontrolle.

40 vgl. Perls, 1973 [1980], S. 201, und Perls, 1947 [1978], S. 186

Arbeit mit den Polaritäten

Die Gestalttherapie geht mit diesen Polaritäten so um, dass sie jeweils beide Seiten einzeln Vordergrund werden lässt und sie dann in einen Dialog bringt, dessen Ziel die gegenseitige Akzeptanz und die Entwicklung einer für beide Seiten guten Lösung ist. Meist sind wir ja in einer unproduktiven Mischung von Impuls und Zurückhaltung, von Aktivität und Passivität, von Gefühl und Verstand verstrickt. Durch das differenzierte Erleben beider Seiten, durch die im ersten Schritt vollzogene Entmischung, können sich jeweils beide Seiten in ihrer vollen Qualität entfalten, ohne sich gleich gegenseitig zu hemmen. Die im Dialog entwickelte Synthese kann dann häufig mehr von den Aspekten beider Seiten integrieren als dies in der anfänglichen gegenseitigen Blockade möglich war. »Alles hat seine Zeit«, heißt es beim Prediger Salomo im Alten Testament. Dieser Grundsatz kann auch helfen, widersprüchlichen Seiten und Impulsen zu ihrem Recht zu verhelfen, indem sie dann, der Situation angemessen, zu ihrer Zeit gelebt werden.

Psychosomatik

Die Gestalttherapie ist im Prinzip eine psychosomatische Methode. Insofern ist die Arbeit mit sogenannten *funktionalen Störungen* – d. h. mit organischen Fehlfunktionen, die keine organische Grundlage haben, also nicht durch Verletzungen, Degeneration, Viren, Bakterien oder Tumore bedingt sind – ein klassisches Anwendungsfeld der Gestalttherapie.

Für die Psychoanalyse waren die psychosomatischen Erkrankungen eine Verlagerung des unbewussten psychischen Konfliktgeschehens auf die körperliche Ebene. Ziel der Analyse von psychosomatischen Störungen war daher die Aufdeckung der zugrunde liegenden seelischen Konflikte.

In der Gestalttherapie gilt kein prinzipieller Unterschied der seelischen und der körperlichen Ebene. Insofern sind alle seelischen Störungen zugleich körperliche Störungen. Das Spezifische einer rein körperlich erlebten Störung hat daher nichts mit einer Verlagerung auf das körperliche, einer Somatisierung, zu tun, sondern ist auf die Abspaltung des seelischen Anteils der immer psychosomatischen Störung zurückzuführen. Ein gutes

Beispiel dafür ist die Depression, die bekanntermaßen deutliche Ausprägungen im körperlichen, seelischen und geistigen Bereich zeigt. Aber auch Angststörungen sind immer von körperlichen Sensationen begleitet. So ist der Muskeltonus eines Zwangskranken eher angespannt als der des Neurasthenikers.

Gestalttherapeutische Behandlung psychosomatischer Beschwerden

Die Behandlung der somatischen Seite einer Störung erfolgt, soweit es nicht direkter medizinischer Versorgung bedarf, durch die Zusammenführung der verschiedenen Ebenen des Konflikts – der körperlichen, der geistigen und der seelischen. Die Hauptaufgabe ist dabei die Auflösung der blinden Flecken auf der seelischen und geistigen Ebene – und hier gibt es keinen prinzipiellen Unterschied zur Psychoanalyse.

Das methodische Vorgehen der Gestalttherapie bei psychosomatischen Störungen unterscheidet sich hier allerdings stark von den in der Analyse üblichen Deutungen bzw. freien Assoziationen. Es geht darum, ganz in das Erleben der Körperregion oder des Organs einzutauchen, wo bzw. bei dem die Störung gespürt wird. In der Identifikation mit dem Organ oder der Region kann zuerst eine genau qualitative Beschreibung erfolgen, um dann in Ich-Aussagen diese Identifikation zu verdichten. So kann der Magen z. B. starken Druck empfinden. Die Ich-Aussage lautet dann: »Ich stehe unter Druck.« Zu diesem Organ-Ich gibt es natürlich auch ein Gegenüber, ein Du. Auf dieses Du gerichtet lautet die Aussage: »Du setzt mich unter Druck.« Entsprechend dem Wunsch des Klienten nach Erleichterung, verwandelt er die Aussage in: »Hör auf, mich unter Druck zu setzen. Ich halte das nicht aus.« Hier kann dann ein Dialog des Organ-Ich mit dem Du beginnen.

Das Du ist dabei entweder ein inneres oder ein äußeres Gegenüber, wobei das innere Gegenüber meist ein verinnerlichtes äußeres Du ist. Das, was von diesem Du übernommen wurde, ist jetzt als Introjekt das innere Gegenüber geworden. Hierher stammen all die »Sollte« und »Müsste«, mit denen wir den Organismus unter Druck setzen. Wenn wir allerdings ein klares äußeres Du identifizieren, das unser Organ-Ich unter Druck setzt, muss überprüft werden, ob es sich nicht um eine Projektion handelt – ob wir unsere Introjekte nicht auf dieses Du projiziert haben.

Egal, woher der Druck letztlich kommt, in der Dialogarbeit wird der Klient aufgefordert, sich sowohl mit der einen Seite, dem Organ-Ich, als auch mit der anderen Seite, dem Du, das dieses Ich unter Druck setzt, zu identifizieren, um beides deutlich und getrennt voneinander zu spüren. Schließlich wird, wie bei der Arbeit mit den Polaritäten, ein Dialog zwischen beiden Seiten durchgeführt, bei dem die Rolle des Therapeuten ausschließlich in der Moderation besteht. Zur Intensivierung dieses Dialogs ist es oft hilfreich, dabei besonders die Gefühlsseite in den Mittelpunkt zu rücken.

Die kognitive Dimension der Gestalttherapie – Gestalt als Konstitution von Sinn

In meiner Praxis habe ich immer wieder feststellen können, dass es oft nicht nur darum geht, unterdrückte Bedürfnisse zu befriedigen, sondern, dass es manchmal auch Ziel der Therapie sein kann, Dinge in einem neuen Sinnzusammenhang zu verstehen und auf diese Weise besser akzeptieren zu können.

Ein Beispiel soll dies verdeutlichen: Eine Klientin um die 60, die von ihrem Mann vor zehn Jahren wegen einer anderen Frau verlassen wurde, kommt in Therapie, weil ihre Tochter plötzlich die vorher unverbrüchliche Solidarität mit ihr (gegen den Vater) mit der Ankündigung, an Weihnachten ihren Vater und nicht sie zu besuchen, aufgekündigt hatte.

Diese Aufkündigung der Solidarität, die bislang ihr durch die Trennung unterhöhltes Selbstbewusstsein gekittet hatte, führte bei ihr zu einer schweren depressiven Reaktion. Im Gespräch mit der Frau wurde deutlich, dass es für ihre Tochter notwendig wurde, sich von der Mutter zu lösen. Die Klientin hatte sie, ohne dies zu wollen, mit großer Fürsorge dominiert, ihr immer wieder alle Steine aus dem Weg geräumt. Für ihr Selbstbewusstsein war es daher dringend nötig, sich von der Mutter zu emanzipieren. Sie musste diese Phase der Pubertät verspätet ausleben, um sich innerlich auf die eigenen Füße zu stellen.

Als wir diese Deutung ihres Verhaltens gemeinsam erarbeitet hatten, wurde die Klientin ruhiger und konnte verstehen, dass dieser Affront gegen sie für die Entwicklung der Tochter notwendig war. Sie konnte deren Reaktionen daraufhin besser tolerieren und ihr zugestehen, dass sie ihren Vater an Weihnachten besuchen könne. Die Folge war, dass die Tochter auch die Mutter besuchte.

Das Selbstverständnis der Klientin »Ihr müsst zu mir halten gegen den Vater, der mich verlassen hat. Ich bin nur etwas wert, wenn ihr zu mir haltet«, konnte einem anderen Selbstverständnis weichen: »Als guter Mutter ist es mir wichtig, dem Erwachsenwerden meines Kindes nicht im Weg zu stehen.« Die negative Identität »Ich bin eine verlassene Frau« konnte ersetzt werden durch eine positive Identität: »Ich bin eine gute, freilassende Mutter.«

Dass hinter ihrem Versuch, die Tochter so zu manipulieren, dass sie für immer und ewig gegen den Vater zu ihr hält, eigentlich ein ganz anderes Bedürfnis – das nach einer befriedigenden Partnerschaft – stand, wurde anschließend zum Thema der Therapie.

Auch wenn rein kognitive Zusammenhänge nicht den Vollumfang dessen darstellen, was mit Gestalttherapie gemeint ist – auch immer Körper und Gefühl –, so ist es sicher wesentlich, an die Gestalten zu denken, die das Verständnis, die Einsicht, den klaren Gedanken meinen, der weiterbringt und auf das Gefühl beruhigend und stärkend wirkt.

Solche Einsicht, die plötzliche Klarheit des *Heureka* (»Jetzt habe ich's gefunden«), ist natürlich am stärksten bei der sogenannten *Intuition*, d.h. bei der Form der Erkenntnis, bei der plötzlich der Gesamtzusammenhang, die Gestalt aufscheint. Diese Intuition, diese Einsicht in die Gestalt, kann natürlich realitätsangemessen oder realitätsfern sein. Das entscheidet sich durch ihre Überprüfung an der Realität, bzw. durch die Zustimmung der anderen in der Kommunikation.

Intuitive Einsicht in die Gestalt, in den Gesamtzusammenhang, aus dem sich die beobachteten Teile sinnvoll erschließen, ist also genauso Grundlage von genialer Erkenntnis wie von Wahnideen, die jemand für wirklich hält. Der Unterschied zwischen Erkenntnis und Wahn besteht in der intersubjektiven Kommunizierbarkeit der Sichtweisen. Diese ist aufgrund der massiven Kontaktstörungen beim Wahnkranken unterbrochen.

Arbeit mit Träumen in der Gestalttherapie oder: Warum kann man in Verfolgungsträumen nicht entkommen?

Ist Ihnen schon einmal aufgefallen, dass es in sogenannten Verfolgungsträumen niemals wirklich gelingt, dem Verfolger zu entkommen?

Soweit ich mich an eigene Verfolgungsträume aus meiner Kindheit und Jugend – in dieser Lebenszeit kommen sie häufiger vor – erinnere und auch von Verfolgungsträumen weiß, die mir andere Menschen erzählt haben, ähnelt das Szenario dem in einem Psychothriller: Irgendjemand oder irgendeine Macht ist hinter mir her. Ich versuche zu entkommen. In letzter Sekunde schließe ich mit großer Anstrengung das Tor hinter mir oder springe auf das rettende Fahrzeug auf. Aber irgendwie hat es der Verfolger geschafft. Er ist schon im Haus, in das ich mich gerettet habe. Er kommt durch die Wand, die Schutz bieten sollte. Er sitzt am Steuer des vermeintlichen Fluchtautos. Ich kann mich trotz aller Anstrengung nicht wirklich in Sicherheit bringen.

Dieses Phänomen erklärt sich leicht, wenn man sich bewusst macht, dass alles, was man träumt, ein Produkt des eigenen Gehirns, der eigenen Psyche ist. Alles, was man träumt, ist man in gewissem Sinne selbst. Man kann in der Realität allem Möglichen entkommen. *Sich selbst entkommt man nicht.* Sich selbst nimmt man immer mit, auch auf die weiteste Reise.

So betrachtet ist der Traum wie ein Film, den ich selbst inszeniert habe, ein Stück, das ich selbst geschrieben habe, das ich jetzt aber wie ein Stück äußerer unabhängiger Realität erlebe. Natürlich bin ich im Traum an dieser »Realität« als Traum-Ich mehr oder weniger aktiv beteiligt, bin mir aber nicht bewusst, dass ich auch der Schöpfer aller anderen Figuren und Szenarien bin, die ich im Traum erlebe.

So ist auch die verfolgende Macht, die ich im Traum nicht abschütteln kann, ein Teil von mir selbst. Sicherlich ist das kein Teil der Seele, mit dem ich mich gerne identifiziere, sonst würde er mir ja nicht bedrohlich erscheinen. Es ist ein Teil, der zu mir will, den ich nicht haben will, der sich aber nicht abweisen lässt, mir sogar massive Angst machen kann. Um das besser zu verstehen, müssen wir zwischen dem *Ich* und dem *Selbst* unterscheiden.

Exkurs:
Ich und Selbst, Ich-nahe und Ich-ferne Selbstanteile

Das *Selbst* ist das Gesamte des Seelischen. Es umfasst nicht nur alle Fähigkeiten der bewussten und der unbewussten seelischen Verarbeitung, sondern auch alle bewussten und unbewussten Erinnerungen, die sich im Laufe des Lebens angesammelt haben, alle Haltungen und Einstellungen, die wir ausgebildet haben. In seinem Kern enthält es auch die seelischen Grundkräfte, die wir mit allen Menschen teilen.

Das *Ich* hingegen ist der Teil des *Selbst*, mit dem wir uns identifizieren, der das Zentrum unseres bewussten Erlebens ausmacht. Das *Ich* unterscheidet sich immer von einem *Nicht-Ich*, sei es einem anderen Menschen oder in der äußeren Realität, die wir als getrennt von uns, als eigengesetzlich erleben, und kann sich im Selbstbewusstsein selbst zum Gegenstand haben. Dieses *Ich* ist übrigens nicht von Anfang an vorhanden. Es entwickelt sich erst in den ersten drei Lebensjahren. Das Kleinkind fängt erst mit zwei bis drei Jahren an, »ich« zu sagen.

So ist der Verfolger im Traum zwar ein Teil der eigenen Psyche, des eigenen *Selbst*, aber er wird *Ich*-fern, als *Nicht-Ich* erlebt.

Dass es Anteile des *Selbst* gibt, die wir eher als *Ich*-nah und solche, die wir eher als *Ich*-fern erleben, belegt folgendes Phänomen, das Sie möglicherweise aus Ihren Träumen kennen: Sie erleben im Traum eine Person und denken: »Die verhält sich ja so ähnlich wie ich.« Genau in diesem Moment merken Sie, dass Sie diese Person sind. Dieses Phänomen ist für mich ein deutlicher Beleg, dass alles, was ich träume, nicht nur meiner eigenen Psyche entspringt, sondern ein mehr oder weniger *Ich*-naher bzw. *Ich*-ferner Teil von mir selbst, meines *Selbst* ist. Mal bin ich mit der einen, mal mit der anderen Figur identifiziert. Was im Traum so mühelos gelingen kann, ist in der äußeren Realität natürlich nur in der Vorstellung möglich. Auch wenn ich manchmal gerne der Filmheld wäre, den ich gerade auf der Leinwand betrachtet habe, ist das nur eine Illusion, die sich spätestens dann verliert, wenn ich das Kino verlasse.

Traum als innere Bühne, die mit Versatzstücken der äußeren Realität arbeitet

So betrachtet stellt jeder Traum eine Projektion des Selbst dar. Dieses Selbst umfasst Ich-nahe und Ich-ferne Anteile. Im Gegensatz zur Realität des Wachzustandes ist die Traumrealität also eine innere Bühne, auf der die verschiedenen Selbstanteile als Personen und Gegenstände in Bildern und/oder Handlungsabfolgen auftauchen. Konflikte im Traum sind Ausdruck innerer Konflikte, die in äußere Szenen gekleidet werden. Die im Traum zum Teil widergespiegelte Alltagsrealität stellt nicht die objektive Realität als solche dar, sondern unsere subjektive Wahrnehmung dieser Realität. Insofern kann sie auch, wie schon Freud das in seiner *Traumdeutung* dargelegt hat, verdichtet, verschoben und symbolisiert sein. Das heißt, Elemente verschiedener Situationen der äußeren Realität werden in einer Szene verdichtet: Die Person hat das Gesicht des Vaters, die Brille des Lehrers und die Uniform eines Polizisten. Hier verdichten sich offensichtlich Elemente der männlichen Autorität zu einer Traumfigur. Tauchen Elemente der äußeren Realität in einem anderen Kontext auf, so spricht man von Verschiebung. Symbolisierung bedeutet schließlich die Darstellung eines seelischen Gehaltes in einem Symbol, sei es einem allgemeingültigen Symbol wie dem Baum, dem Haus, dem Fisch, dem Fluss, dem Meer, dem Kreuz etc. oder in einem privaten Symbol, das nur aus dem persönlichen Erfahrungskontext des Träumenden Bedeutung erlangt.

Freuds Traumdeutung: Träume als Wunscherfüllung – aber die Abwehr träumt mit!

Freud nannte die Träume die »via regia«, d. h. die Königsstraße zum Unbewussten. Die eigentlichen Triebwünsche tauchen in den Träumen deutlicher auf als im Wachbewusstsein. Das Traumbewusstsein muss keine Rücksicht darauf nehmen, ob etwas realistisch oder den herrschenden Normen angepasst ist. Es geht im Traum zu wie in den Märchen, die mit den Worten beginnen: »In den Zeiten, in denen das Wünschen noch geholfen hat …«

Wenn Träume aber – das war Freuds Hauptthese in der *Traumdeutung* – Wunscherfüllungen sind, d. h. die im Schlaf auftauchenden Wünsche als erfüllt darstellen, um den Schläfer nicht zu wecken, dann wären ja alle Träume positiv. Es gilt aber auch bei Träumen die Regel: Ein Drittel sind positiv, ein Drittel negativ und ein Drittel eher neutral. Freud erklärt das damit, dass die Triebwünsche auch im Schlaf Abwehrmechanismen aktivieren, die dann dazu führen, dass die Träume einen Kompromiss von Triebwunsch und Abwehr darstellen. Daher sind die Träume oft auch belastend bis hin zu Alpträumen. Nicht nur in der negativen Gefühlsfärbung und den bedrohlichen Inhalten zeigt sich diese Abwehr, sondern auch in der Zensur der Träume: Die Triebwünsche würden durch Symbolisierung, Verdichtung und Verschiebung so verfremdet, dass sie vom Wachbewusstsein nicht mehr erkannt werden könnten.

Während für Freud die Verdichtung, Symbolisierung und Verschiebung Mechanismen des Traumbewusstseins waren, um die dem Traum zugrunde liegenden gefährlichen Triebwünsche zu kaschieren, hat bereits C. G. Jung festgestellt, dass es sich bei dieser Bilder- und Symbolsprache des Traumbewusstseins um die Sprache der Seele handele. Der Traum spricht vor allem in Bildern und szenischen Abläufen, weniger in sprachlicher Form.

Dies entspricht auch den neueren Erkenntnissen der physiologischen Schlaf- und Traumforschung: Während im Wachzustand eher die linke Gehirnhemisphäre aktiv ist, ist in den Traumphasen des Schlafes eher die rechte Hemisphäre aktiv. Die linke Gehirnhemisphäre ist eher für das analytische, logische, zeitstrukturierte Denken, die rechte Hemisphäre eher für die bildhafte, ganzheitliche, analoge Form der seelischen Verarbeitung zuständig.

So ist es verständlich, dass das symbolische, bildhafte, szenische Verarbeiten im Traumbewusstsein gegenüber dem sprachlichen, analytischen vorherrscht. Das heißt, dass die eigentümlich bildhafte, symbolische »Sprache« der Träume weniger mit der Abwehr von Triebwünschen als mit dem rechtshemisphärischen Verarbeitungsmodus unseres Gehirns zu tun hat. Ist dann die ganze Freudsche *Traumdeutung* veraltet? Müssen wir uns von der

These verabschieden, dass die Träume einen mit den Mitteln der Verdichtung, Symbolisierung und Verschiebung verschleierten Kompromiss zwischen Triebwünschen und Abwehr, zwischen Es und Über-Ich darstellen? Die Antwort lautet: Ja und Nein.

Freud und die Moderne Schlaf- und Traumforschung

Die moderne Schlaf- und Traumforschung hat nicht nur herausgefunden, dass jeder Mensch träumt – und zwar in den sogenannten REM-Phasen (REM bedeutet *Rapid Eye Movement*, d.h. schnelle Augenbewegung), die im Schlaf etwa alle 90 Minuten für einige Minuten vorherrschen –, sondern auch, dass in diesen Phasen eine hohe Aktivierung des gesamten Gehirns stattfindet, ausgehend vom Stammhirn über das limbische System des Zwischenhirns, in dem die Gefühle ihren Sitz haben, bis hin zur Großhirnrinde. Damit das, was während dieser Gehirnaktivität abläuft, nicht in gefährliche Aktivitäten umgesetzt wird, sind während dieser Phase alle motorischen Nervenbahnen zentral blockiert. Eine Katze, der man diese Blockade entfernt hatte, sprang in den Traumphasen wie wild in ihrem Käfig herum. Als diese nächtliche Gehirnaktivierung in den Traumphasen entdeckt wurde, waren sich viele Forscher einig, dass damit der Beweis erbracht war, dass Träume nichts als Schäume, d.h. der unkoordinierte Ausdruck dieser Gehirnstimulierung, seien. Dass Träume sehr oft der Realitätskontrolle nicht standhalten, stimmt sicherlich; dass es aber nur Schäume seien, ist bestimmt nicht richtig, da in der Traumphase logischerweise die bestehenden Nervenverbindungen aktiviert werden. Da auch das Stammhirn und das limbische System aktiviert sind, ist die archaische Triebsteuerung des Stammhirns, genauso wie die Gefühlswelt des Zwischenhirns, aktiviert. Die vorherrschend rechtshemisphärischen, also symbolisch-bildhaften Inhalte des Großhirns sind mit entsprechenden Stammhirn- und Zwischenhirn-Inhalten im Traumgeschehen verbunden. Tagesreste – Inhalte, mit denen sich der Träumende gerade innerlich oder äußerlich auseinandergesetzt hat – werden im Traum mit zugehörigen Inhalten aus dem Gedächtnisspeicher, den dazugehörigen positiven oder negativen Gefühlsqualitäten und entsprechenden archaischen Triebimpulsen sowie natürlich mit deren Abwehr verknüpft.

Die These, dass Träume Wunscherfüllungen darstellen, um die Träumenden nicht zu wecken, kann so betrachtet nicht gut aufrecht erhalten werden.

Was ist aber die Funktion der Träume, wenn es nicht die Wunscherfüllung ist? Menschen, die längere Zeit am Träumen gehindert wurden – sei es durch Schlafentzug oder durch das konsequente Wecken in den Traumphasen –, zeigten nach einiger Zeit Symptome Psychose-ähnlicher Verwirrung. Ließ man sie dann wieder schlafen, verfielen sie sofort in den typischen REM-Schlaf. Das heißt, dass das Träumen – ob wir uns an die Träume erinnern oder nicht – eine zentrale Funktion für unsere seelische Gesundheit und die Ordnung unseres Geistes hat. Aus diesem Grund geht man heute davon aus, dass die Funktion der Träume in der Verbindung der inneren und äußeren Tageseindrücke mit der vorhandenen neuronalen Struktur aller Gehirnareale besteht – also dass das Gehirn im Traum aufräumt.

Bezüglich der Wunscherfüllungsthese ist Freuds These veraltet. Dass durch die Aktivierung des Stamm- und Zwischenhirns Triebe und Gefühle genauso wie deren Abwehr in den Träumen vorkommen, muss also nicht durch diese These begründet werden, gibt aber Freud recht, der Triebe und deren Abwehr, Gefühle, Tagesreste und dazugehörige Erinnerungsinhalte in Träumen in einer engen Verbindung gesehen hat. Diese geben ein klareres Bild der seelischen Verfassung eines Menschen ab als die Inhalte des Wachbewusstseins. Insofern bleibt der Traum die »via regia«, der Königsweg zu den unbewussten Bereichen des Seelischen.

Bearbeitung der Träume in der Gestalttherapie

Ganz im Gegensatz zur Psychoanalyse Freuds und auch zur analytischen Psychologie C. G. Jungs verzichtet die Gestalttherapie vollständig auf die Deutung der Träume. Ihr kommt es als erlebnisorientierter Methode darauf an, wieder in die Welt des Traumes einzutauchen, ihn in der Bearbeitung wieder aktuell im Hier und Jetzt zu erleben.

Auch für die Gestalttherapie ist die Traumarbeit ein Königsweg. Gerade Träume, die sich häufig wiederholen, werden als Hinweis auf zentrale offene Gestalten gesehen. Wie eingangs dargestellt, ist der Traum für die Gestalttherapie eine Projektion des Selbst. Alles, was ich träume, bin ich letztlich selbst, ist letztlich von mir geschaffen. Nicht in dem Sinne, dass alle Trauminhalte ein Spiegel meines Ichs sind, sondern, dass sie mehr oder weniger Ich-nahe oder auch Ich-ferne Selbstanteile repräsentieren.

Besondere Beachtung schenkt die Gestalttherapie in der Bearbeitung von Träumen den Polaritäten. Es geht hierbei nicht nur um die Differenz von Vordergrund und Hintergrund, von Figur und Grund, sondern auch um polare Figuren, die widersprüchliche Strebungen repräsentieren können.

Darüber hinaus betrachtet sie Träume als offene Gestalten mit einer Tendenz zum Schließen der Gestalt. Dies entspräche der Freudschen These des Traumes als Wunscherfüllung oder, besser gesagt, der Tatsache, dass die Träume eng mit affektiven, emotionalen Elementen des limbischen Systems verbunden sind. Affekte und Emotionen stellen ja bekanntlich den Motor jeder Aktion dar.

Zusammenfassend kann man also vier zentrale Axiome der gestalttherapeutischen Arbeit mit Träumen formulieren:

- Der Traum kann nur in der Aktualisierung im Hier und Jetzt sinnvoll bearbeitet werden, nicht durch Deutungen.
- Der Traum ist eine Selbst-Projektion – alles, was ich träume, bin ich selbst.
- Der Traum enthält zentrale Polaritäten von Figur und Grund und von widersprüchlichen Figuren.
- Der Traum ist eine offene Gestalt mit der Tendenz zum Abschluss dieser Gestalt.

Vorgehen in der gestalttherapeutischen Traumarbeit

Der Träumer wird aufgefordert, den Traum im Präsens zu erzählen. So, als würde er ihn gerade jetzt erleben.

Zur Aufhebung der Selbstprojektion des Traumes wird der Träumende aufgefordert, sich mit allen Anteilen des Traumes zu identifizieren. Dieser Vorgang wird von außen nach innen geleitet. Das heißt, der Träumende beginnt mit der Identifikation mit dem Hintergrund (Traumstimmung, Raum und Zeit des Traumes, konkrete Örtlichkeit, Gegenstände, Personen), bis schließlich die Identifikation mit dem Zentrum des Traumes, seinen »Figuren«, den Abschluss dieser Kette von Identifikationen bildet.

Das Herausarbeiten der Polaritäten bildet den nächsten Schritt der Arbeit. Diese werden dann zueinander in einen Dialog gebracht, der das Schließen der offenen Gestalt ermöglicht.

Der Traum vom schwarzen Mann

Der Träumer erzählt: »Ich liege in einem Bett. Es ist erstaunlicherweise ein Gitterbett, wie es kleine Kinder haben. Zur Türe, gegenüber vom Bett, kommt ein riesiger schwarzer Mann herein. Ich erlebe ihn als sehr bedrohlich und erwache schweißgebadet.«

Der Therapeut (T) bittet den Klienten (K), sich nochmals alles ganz konkret vorzustellen und vor allem sein Gefühl genau zu beschreiben. Er fragt ihn nach seinen körperlichen Empfindungen und nach dem Impuls, den er in diesem Moment gespürt habe.

K: Ich bin wie gelähmt. Ich versuche zu schreien, bringe aber keinen Laut raus. Ich bin voller Angst und möchte mich am liebsten verkriechen.
T: Identifiziere dich mit dem Raum.
K: Ich bin klein und ganz einfach.
T: Jetzt sei die Türe.
K: Ich bin halb offen, ich kann nicht zugehen, der schwarze Mann ist stärker.
T: Jetzt identifiziere dich mit dem Bett.
K: Ich bin eigentlich für ein Kind gemacht und nicht für einen Erwachsenen. Aber ich schütze auch mit meinem Gitter.
T: Versuche jetzt, dich mit dem schwarzen Mann zu identifizieren.
K: Das kann ich nicht. So bin ich nicht.
T: Sag mir, wie du nicht bist.
K: Ich bin nicht so stark und bedrohlich. Ich bin nicht so schwarz und so mächtig.
T: Kannst du mal versuchen, diese Figur zu spielen, die du nicht bist?
K: Ich versuche es. (*Steigt auf einen Stuhl und hebt bedrohlich die Arme.*)
T: Kann der schwarze Mann auch etwas äußern?
K: (*Versucht ein tiefes Röhren.*)
T: Geht das noch lauter?

K: *(Röhrt lauter.)*
T: Noch lauter?
K: *(Röhrt jetzt wirklich laut.)*
T: Okay. Geh' jetzt in dein Traum-Ich zurück.
K: Komisch – das Bett hat jetzt keine Gitter mehr.
T: Wie ist der schwarze Mann?
K: Der ist jetzt klein, schwach und grau.
T: Kannst du ihm etwas sagen?
K: Du tust mir leid.
T: Was antwortet der schwarze Mann?
K: Jetzt kann ich ja gehen, wo du selbst stark genug bist.
T: Wie fühlst du dich jetzt?
K: Fantastisch und ein bisschen traurig wegen dem Mann.

In diesem Transkript-Ausschnitt einer Traumarbeit wird deutlich, wie die Rücknahme der Projektion, die Identifikation mit dem abgespaltenen Selbstanteil, zum Wachstum führt.

Gestalttherapie mit kreativen Medien

Die Beschreibung der verschiedenen möglichen Methoden und Techniken der Gestalttherapie mit kreativen Medien würde den Rahmen dieser Einführung sprengen. Deshalb begrenze ich mich hier auf die Darstellung der Grundprinzipien:

In der Gestalttherapie können kreative Medien sehr effektiv eingesetzt werden: Malen, Formen, Musik, Tanzen, Theaterspiel, Pantomime oder andere Ausdrucksformen. Die Chance beim Einsatz kreativer Medien besteht im Wechsel vom sprachlichen, analytischen Denken und Verarbeiten in den rechtshemisphärischen Bereich des analogen, bildhaften Prozesses, in dem sich neue Lösungsmöglichkeiten ergeben, die im sprachgebundenen Denken möglicherweise verbaut sind. Der Umgang mit diesen Medien erfordert keinerlei künstlerische Fertigkeiten. Diese wären eher problematisch, da dann kein spontaner Ausdruck mehr möglich ist. Wichtig ist dabei, eine kreative Atmosphäre zu erzeugen. Sind die Klienten erst einmal in ihrem kreativen Prozess, so entwickelt dieser eine Eigendynamik, die oft sehr faszinierend ist. Allein die Hingabe an diesen Gestalt(ungs)-Prozess ist bereits therapeutisch wirksam.

Die Bearbeitung der Ergebnisse kann in gleicher Weise erfolgen wie die Bearbeitung von Träumen. Durch die Identifikation mit dem Prozess und dem Produkt kann man sich darin ausgedrückte Selbstanteile aneignen. Polaritäten können mit der Dialogtechnik integriert werden. Dieser integrative Dialog kann aber auch auf der kreativen Ebene selbst erfolgen.

Indikationen und Kontraindikationen gestalttherapeutischer Behandlung

Gestalttherapie kann, wie im folgenden Kapitel dargestellt wird, bei einem breiten Spektrum von psychischen und psychosomatischen (s. o.) Störungen, bei Burnout und Suchterkrankungen eingesetzt werden. Dabei muss die konkrete Behandlung immer genau auf die Störungen abgestimmt sein.

Kontraindikationen sind klassischerweise akute Psychosen sowie schwere Traumata, wobei sich die Kontraindikation hier nicht auf die therapeutische Grundhaltung der Gestalttherapie, sondern auf bestimmte erlebnisaktivierende Methoden bezieht. Gerade die sorgfältige, unterstützende Gestaltung der therapeutischen Beziehung, wie sie in der dialogischen Gestalttherapie im Vordergrund steht, erlaubt auch bei Psychosen und schweren Traumata gestalttherapeutisch zu arbeiten. Nach meiner Erfahrung zeigen die Klienten selber sehr deutlich, mit welchen Methoden sie etwas anfangen können und mit welchen sie überfordert sind.

Eine Kontraindikation, gerade für die erlebnisfördernden Methoden, stellt die hystrionische Störung dar, weil bei ihr das Agieren von großen Gefühlen zur Kontaktvermeidung eingesetzt wird. Aber hier ist nur der Therapeut gefährdet, der den Therapieerfolg in Litern geweinter Tränen misst. Erkennt man die Not und Bedürftigkeit hinter dem inszenierten Drama, kann Gestalttherapie sehr wohl helfen.

Die gestalttherapeutische Bearbeitung psychischer Störungen

Im folgenden Kapitel möchte ich der Frage nachgehen, wie Gestalttherapie eingesetzt werden kann bei der Behandlung von psychischen Störungen, wie sie in den bekannten Diagnostik-Manualen beschrieben werden: Psychosen, Frühstörungen (Narzissmus und Borderline-Störung), Persönlichkeitsstörungen, Neurosen und reaktive Störungen, Abhängigkeitserkrankungen und Burnout-Syndrome.

Auch wenn gestalttherapeutische Diagnostik nach anderen Kriterien verfährt als die etablierte Psychiatrie und Psychotherapie, sollte diese Frage von der Gestalttherapie beantwortet werden. Bevor ich auf die einzelnen Störungsbilder eingehe, möchte ich hier den besonderen gestalttherapeutischen Blick auf psychische Störungen verdeutlichen.

Psychische Störungen als Versuch, offene Gestalten zu schließen

Die Gestalttherapie sieht psychische Störungen als einen misslingenden Versuch, offene Gestalten zu schließen. Dieser kann z. B. darin bestehen, dass der Klient versucht, in seiner Partnerschaft endlich die glückliche Symbiose zu leben, die er als Kleinkind vermisst hat.

Der Wunsch, eigentlich »unreife«, kindliche Bedürfnisse zu befriedigen, ist häufig Hintergrund von Störungen; wobei es dabei nicht nur um die Befriedigung dieser Bedürfnisse, also um das *Schließen der Gestalt*, geht, sondern oft gleichzeitig um die Abwehr dieser Bedürfnisse.

Das heißt, es kann auf der einen Seite der Versuch unternommen werden, doch endlich die befriedigende symbiotische Beziehung herzustellen und gleichzeitig kann die depressive Abwehr im Vordergrund stehen, in der das Spüren der Vergeblichkeit dieses Wunsches jeden Impuls zu dessen Umsetzung lähmt.

Nach der These der Psychoanalyse beruhen seelische Störungen auf einer Fixierung in oder einer Regression auf eine bestimmte frühere psychische Entwicklungsphase. Der Patient ist fixiert oder er regrediert auf bestimmte Formen der Triebbefriedigung, entsprechende Triebkonflikte und Abwehrformen. Er sucht dementsprechend auch bestimmte dafür typische Beziehungsformen.[41] Diese Fixierung oder Regression kann einerseits auf die Phase erfolgen, deren Grundkonflikt aufgrund eines Traumas oder problematischer Bedingungen nicht gelöst werden konnte, andererseits auf eine vorhergehende Phase, in der die Welt noch in Ordnung war.

Seelische Störungen als den missglückten Versuch zu begreifen, offene Gestalten zu schließen und gleichzeitig mit Angst besetzte Kontakte zu vermeiden – also als Kompromiss zwischen dem Wunsch nach Bedürfnisbefriedigung und der Kontaktvermeidung –, entspricht im Grunde diesem psychoanalytischen Konzept. Im Unterschied zur Psychoanalyse geht die Gestalttherapie allerdings nicht von einem vorgegebenen entwicklungspsychologischen Schema aus, sondern von der Konstellation von Wunsch und Vermeidung im Hier und Jetzt. Das Fehlen einer expliziten gestalttherapeutischen Entwicklungspsychologie hat zwar den Vorteil, dass in der phänomenologischen Betrachtung von Störungen der Blick nicht durch vorgegebene Schemata eingeengt wird, hat aber auch den Nachteil, dass entwicklungsphasentypische Konflikte nicht, oder nur mit Rückgriff auf psychoanalytische Konzepte, die in manchen Punkten einer anderen Logik folgen als die Gestalttherapie, diagnostiziert werden können. Dies wirft die Frage auf, ob in der Gestalttherapie Diagnosen erstellt und verwendet werden.

41 S. dazu das Kollusionskonzept von Jürg Willi, der die Probleme oraler, analer und phallischer Beziehungsmuster analysiert hat (Willi, 2011).

Gestalttherapeutische Diagnostik

Diagnosen haben nicht nur die Funktion, die Merkmale und Dynamiken einer Störung phänomenologisch zu beschreiben, sondern sie versuchen auch die Entstehung der Störung aus biografischen Hintergründen und situativen Faktoren zu erklären, prognostische Aussagen zu machen und Strategien für die Behandlung zu begründen. Hierbei spielt die jeweilige Theorie der psychischen Entwicklung und die Theorie über die seelischen Funktionszusammenhänge eine entscheidende Rolle. Daher sieht verhaltenstherapeutische Diagnostik anders aus als psychoanalytische Diagnostik.

Diagnostik hat in dieser Form eine positive Funktion, weil sie das weitere therapeutische Vorgehen begründen und unterstützen kann. Diagnostik hat aber auch eine fatale »Nebenwirkung«. Sie schreibt bestimmte Störungen als Persönlichkeitsmerkmal fest und kann auf diese Weise stigmatisierend wirken. Ist jemand einmal als schizophren diagnostiziert, wird er schon allein wegen dieser Diagnose Schwierigkeiten haben, ein normales Leben zu führen.

Da die Gestalttherapie sehr stark die Beziehung und das Verhalten und Erleben im Hier und Jetzt fokussiert, sind die Gefahren solcher Stigmatisierungen eher gering. Man geht mit dem konkret gezeigten Erleben und Verhalten, nicht mit einem »Krankheitsbild«.

Aber auch die Gestalttherapie kommt aus rein praktischen Erwägungen nicht darum herum, sich mit Diagnostik zu beschäftigen. Bei Kassenanträgen müssen Diagnosen gestellt werden. Und es kommen Patienten in die Praxis, die vorher in anderen Kontexten diagnostiziert wurden. Die in Diagnostikmanualen (DSM-IV oder ICD-10) beschriebenen Störungsbilder können hier eine hilfreiche Orientierung bieten. Da sie eher beschreibenden als erklärenden Charakter haben, sind sie mit dem Ansatz der Gestalttherapie, die erst einmal vom Phänomen ausgeht und nicht von der theoretischen Erklärung, eher kompatibel.

Weiterführende Theorieansätze können aber auch dazu verhelfen, Störungen besser zu verstehen, und auf diese Weise auch zu verstehen, was in der therapeutischen Begegnung im Hier und Jetzt passiert, getan werden kann oder unterlassen werden sollte. So ist z. B. ein für die Gestalttherapie typisches Vorgehen der Erlebnisaktivierung und Konfrontation im Falle von posttraumatischen Belastungsstörungen erst einmal nicht hilfreich, sondern kann zu einer Retraumatisierung führen. Nicht nur die klassischen analytischen Erklärungen für neurotisches Verhalten, sondern z. B. auch das Konzept der *strukturellen Störungen* von Gert Rudolf[42] kann diagnostisch hilfreich sein, um die Problematik von früh gestörten Patienten besser einschätzen zu können. Strukturelle Störungen, sogenannte Frühstörungen, sind Folge einer mangelhaften Entwicklung von Selbst-/Ich-Strukturen, die einer anderen Logik folgen und entsprechend ein anderes therapeutisches Vorgehen erfordern als die neurotischen bzw. reaktiven Störungen.

Diese theoriegeleitete diagnostisch-therapeutische Vorgehensweise widerspricht allerdings in der Grundhaltung den gestalttherapeutischen Prinzipien der authentischen Begegnung im Hier und Jetzt.

So gibt es hinsichtlich der Diagnostik in der Gestalttherapie auch zwei Grundhaltungen. In der Diagnostik-Diskussion der 90er Jahre ist dabei die Differenz zwischen der klassischen und der relationalen Gestalttherapie besonders deutlich geworden. Die Vertreter der ersteren versuchten die in den Diagnostikmanualen im wesentlichen deskriptiv beschriebenen Störungen durch den Rekurs auf das Konzept der Kontaktunterbrechungen gestalttherapeutisch zu erklären[43], während dies für Vertreter der dialogischen Gestalttherapie als typisches Ich-Es-Verhalten gar nicht möglich schien.[44] Nach deren Meinung dürfen nur im Gespräch mit dem Klienten gemeinsam phänomenologisch Störungen benannt werden, die dann auch als situativ bezogen und veränderbar gelten müssen.

Gerade auch an dieser Stelle wird deutlich, dass die relationale, dialogische Gestalttherapie mit ihrer Fixierung auf die therapeutische Beziehung die vorgängigen, die Persönlichkeit des Klienten prägenden Erfahrungen im Hintergrund belässt – vermutlich, um nicht dem Verdikt zu verfallen, sich aus der Ich-Du-Beziehung im Hier und Jetzt gelöst zu haben.

Nach meinem Dafürhalten ist eine Kombination beider Sichtweisen am sinnvollsten: Ein klarer Blick auf Störungen im Erleben und Verhalten als Folge von unterschiedlichen strukturellen Defiziten, Vermeidungen und Kontaktstörungen, die sich nicht nur situativ, sondern auch durch ihre

42 vgl. Rudolf, 2004
43 vgl. Müller, 2001, S. 647ff.
44 vgl. Staemmler & Bock, 1999, S. 673ff.

biografischen Hintergründe erklären, um in der heilsamen therapeutischen Beziehung und methodischen Bearbeitung eine hilfreiche Korrektur und Lösung zu erfahren.

Gestalttherapie bei ausgewählten Störungsbildern

Psychosen und Frühstörungen

Psychosen sind nach der oben genannten These ein Versuch der Gestaltbildung durch Regression auf eine Entwicklungsstufe vor der Etablierung von Ich-Strukturen. Es besteht keine klare Grenze von Ich und Nicht-Ich, von Fantasie und Realität.

Bei den Frühstörungen, Narzissmus und Borderline-Störung, ist die Ich-Entwicklung und die Entwicklung der Beziehungsfähigkeit noch nicht stabil abgeschlossen. Infolge davon kommt es zu einem Changieren an der Grenzlinie zwischen psychotischen und neurotischen Symptomen (Borderline) oder die frühen Beziehungserfahrungen waren so problematisch, dass ausschließlich der Selbstbezug Stabilität zu geben scheint (Narzissmus).

So kann z. B. eine Regression in einen symbiotischen Zustand – die frühe Mutter-Kind-Einheit, in der Subjekt und Objekt noch nicht deutlich getrennt waren – für denjenigen, der die darauf folgende Ich-Entwicklungsphase mit einer deutlichen Abgrenzung zur Mutter als traumatisch erfahren hat, eine wenn auch problematische Lösung darstellen. In herkömmlichen Diagnosemanualen würde man jemanden, der in dieser Form regrediert als psychotisch oder zumindest als früh gestört bezeichnen. Solche Formen der Regression treten insbesondere unter hoher emotionaler Belastung auf, wie sie bei Lebensübergängen, z. B. in der Pubertät, beim Eintritt ins Erwachsenenalter, bei der Aufnahme von Studium oder Beruf, beim Eingehen oder Verlust von engen Beziehungen oder dem Verlust der Heimat auftreten können.

So brach z. B. bei einer jungen Frau, die ihr Studium in einer weit entfernten Stadt aufnehmen wollte, einige Wochen vor dem Auszug aus dem Elternhaus eine manifeste Depression aus. Klinisch hätte man hier möglicherweise eine endogene Depression aus dem Formenkreis der affektiven Psychosen diagnostiziert. Die junge Frau war drei Monate zu früh zur Welt gekommen und hatte die ersten zwei Lebensmonate auf einer Frühgeborenen-Station verbracht. Dieser traumatische Hintergrund erklärt die latente Bereitschaft für eine Regression in diese frühe Phase immer dann, wenn es um Trennung und Übergang in einen neuen Lebensabschnitt geht. Durch eine einfühlsame Begleitung dieses Lebensübergangs, die Unterstützung der Integration am Studienort durch eine Kombination von medikamentöser Hilfe und der Beratung der Klientin und ihrer Eltern gelang es, die Krise zu überwinden.

Hier wird ganz besonders deutlich, wie die Veränderungen der Umweltbedingungen zu einer Krise und zu deren Lösung beitragen können. Diese für die Gestalttherapie grundlegende Erkenntnis, dass ein Mensch nie unabhängig von seiner Umwelt und seiner Geschichte mit dieser gesehen werden kann, wird vom individualisierenden Krankheitsbegriff, der die Störungsursache immer noch *im* Patienten sucht (endogen = von innen heraus entstanden), in sträflicher Weise vernachlässigt.

Wie kann die Gestalttherapie bei sogenannten Psychosen und Frühstörungen helfen?

Es ist für mich immer wieder wichtig, dass bei diesen Störungen die Qualität der therapeutischen Beziehung eine ganz entscheidende Rolle für den Heilungsprozess spielt. Der Patient erlebt sich in seinen Beziehungen nicht als abgegrenzt, sondern, wie es für diese frühen Entwicklungsphasen typisch ist, als existenziell auf den anderen, hier den Therapeuten, verwiesen und erlebt diese Beziehung daher entweder als hoch beglückend – endlich positive Symbiose: angenommen und genährt – oder als stark konflikthaft belastend – »Vertreibung aus dem Paradies«. Beide Seiten werden in einer therapeutischen Arbeit/Beziehung auftreten, die sich mit einer Störung der frühen symbiotischen Entwicklungsphase befasst.

Es ist deshalb wichtig für den Therapeuten, zu wissen, dass er sich auf die

Regression in diese frühen Beziehungsformen, deren Glück und Frustrationen einzustellen hat. Dass er es nicht nur mit dem erwachsenen Patienten, der ihm gegenüber sitzt, zu tun hat, sondern auch mit dessen »innerem Kind«, das oft die Szene vollständig beherrscht. Das verletzte »innere Kind« nutzt die Intelligenz des Erwachsenen dabei häufig, um sein Welterleben, seine entsprechenden Vorstellungen und Wünsche zu rationalisieren und als eine adäquate Reaktion auf die gegenwärtige Umwelt darzustellen. Dies kann in extremer Form bis zur Wahnbildung führen. Es ist daher bei der Behandlung früher Störungen von eminenter Wichtigkeit, dass die Beziehung von Therapeut und Klient so tragend ist, dass sich das »innere Kind« aufgehoben fühlen kann und nicht in die wie auch immer geartete Abwehr gehen muss.

So habe ich es erlebt, dass man einer älteren paranoiden Psychiatrie-Patientin versuchte, die wahnhaften Bedrohungsgefühle auszureden und als Beleg dafür anführte, dass die Krankenkasse doch nicht täglich 300 Euro zahlen würde, wenn sie nicht krank wäre. Daraufhin entgegnete die Patientin versteinert: »Sie gehören auch dazu!« Eine Kooperation mit der Patientin war in den nächsten Tagen nicht mehr möglich. Daraus kann man schließen: Die Aufrechterhaltung der eigenen, den tiefen eigenen Empfindungen entsprechenden Weltsicht ist für den Patienten oft wichtiger als der gute Kontakt mit seiner konkreten Umwelt. Hätte man diese Gefühle des Bedroht-Seins unabhängig von deren Realitätsangemessenheit ernst genommen, wäre vermutlich ein Zugang zur Patientin möglich gewesen. Nach der oben genannten These – psychische Störungen dienen dem Schließen offener Gestalten – könnte man in diesem Fall einer paranoiden Psychose sagen: Der Wahn ist ein Versuch, die offene Gestalt des Gefühls, bedroht zu werden, dadurch zu schließen, dass er die Bedrohung als wirklich existent erklärt. Jeder Versuch von außen, Menschen ihre wahnhaften Ideen auszureden, kann logisch in den Wahn integriert werden und verstärkt ihn dadurch. Erst durch den Aufbau einer das Vertrauen fördernden Beziehung kann die Bereitschaft entstehen, von der wahnhaften Interpretation loszulassen.

In der Gestalttherapie geht es darum, eine authentische Beziehung zum Klienten aufzubauen. Übertragungsphänomene werden als Störung der Beziehung bearbeitet. Voraussetzung für den Aufbau einer authentischen Beziehung ist daher, zunächst so viel Vertrauen aufzubauen, dass der Patient nicht in seine typischen Abwehrmechanismen verfällt, seien diese psychotischer oder neurotischer Art. Gerade bei früh gestörten Patienten ist die Gefahr groß, dass sich die frühe Beziehungsstörung des Patienten auf die therapeutische Beziehung so stark überträgt, dass die Vertrauensbasis zerstört wird. Aus diesem Grund sind diese therapeutischen Beziehungen sehr fragil und überfordern häufig beide Seiten.

Freud bezeichnete die Schizophrenie als narzisstische Neurose, die dadurch gekennzeichnet sei, dass der Aufbau einer Übertragungsbeziehung nicht möglich sei. Der Patient sei so narzisstisch in sich gefangen, dass sich keine Beziehung herstelle. Daher sei sie auch nicht psychoanalytisch behandelbar.

Sicherlich ist der Autismus ein Grundsymptom von Psychosen. Dieser Autismus lässt sich gestaltpsychologisch aber sehr klar durch die massive Kontaktstörung zwischen Organismus und Umwelt erklären. Inzwischen gibt es viele Gegenbeispiele der psychoanalytischen Behandlung von schizophrenen Psychosen, die allerdings eine andere Behandlungsform als die von Couch, freier Assoziation und Deutung erfordern. Übereinstimmend wird von den Analytikern, die mit Schizophrenen arbeiten, festgestellt, dass der direkte Kontakt mit den Patienten unabdingbar sei. Der Analytiker sitzt dem Patienten sichtbar und als Person erlebbar, aber nicht konfrontativ gegenüber. Der Analytiker arbeitet an dem, was im Hier und Jetzt Vordergrund ist und für die aktuelle Lebensbewältigung wichtig ist. Beides sind Prinzipien des gestalttherapeutischen Arbeitens: Der Therapeut als persönliches Gegenüber und das Arbeiten an dem, was im Hier und Jetzt Vordergrund ist.

Regrediert jemand in einer krisenhaften Belastungssituation auf die symbiotische Beziehungs- und Erlebensebene, so ist nur der direkte Kontakt mit einer realen Person positiv erlebbar. Emotional geladene Fantasien, die sich auf den nicht sichtbaren Analytiker richten, sind auf dieser Stufe des Erlebens noch nicht möglich bzw. so traumatisch, dass sie abgespalten werden müssen. Was erlebt wird, ist nur die Verlassenheit, der Abgrund der Einsamkeit. Es gibt noch kein positives Introjekt, kein positives Inbild vom anderen, das diese Abwesenheit überbrücken könnte.

Piaget[45] stellte in seinen entwicklungspsychologischen Studien fest, dass ein Kind im ersten Lebensjahr einen Gegenstand, der vor seinen Augen hinter einem Kissen verschwindet, nicht hinter diesem Kissen sucht. Er ist

45 Piaget & Inhelder, 1993, S. 37ff.

weg. Und so ist es in dieser Entwicklungsphase mit den Bezugspersonen. Es gibt noch keine sogenannte »Objektkonstanz«. Erst die Aufrichtung des Bildes des anderen im Inneren, als Introjekt, als Inbild, erlaubt es, eine Übertragungsbeziehung herzustellen, bei der dieses Introjekt oder eine Mischung aus verschiedenen Introjekten auf den anderen übertragen werden kann. Ist also jemand in diese früheste Phase des Erlebens psychotisch regrediert, so braucht er ein lebendiges, spürbares Gegenüber, um Halt in der Welt zu bekommen. Natürlich hat auch ein psychotisch regredierter Mensch viele Introjekte, viele Inbilder, auf die er bezogen ist und die er auf andere projiziert. Diese sind aber häufig so ambivalent besetzt, so problematisch, dass der Kontakt – wenn er auf dieser Ebene aufgenommen wird – scheitern muss. Erst ein positiver basaler Kontakt, erlaubt es, diese Störungen von folgenden Entwicklungsphasen aufzuarbeiten.

Die Qualität der gestalttherapeutischen Beziehungsarbeit prädestiniert für die Arbeit mit Psychosen und Frühstörungen. Sicherlich sind es dabei nicht die provokativen Experimente und auch nicht die Rollenspielarbeit mit dem *leeren Stuhl*, die gestalttherapeutisches Arbeiten für die Behandlung von Psychosen und Frühstörungen geeignet machen, sondern die besonderen Qualitäten der Beziehung: *Präsenz, Umfassung und Bestätigung*, (wie sie bereits im Kapitel über die dialogische Gestalttherapie beschrieben wurden), welche die Gestalttherapie zu einem geeigneten Verfahren für die Behandlung von Frühstörungen machen.

Bei frühen Störungen geht es um die Etablierung einer Ich-Struktur. Diese hat zur Voraussetzung eine tragfähige Beziehung, die im Sinne einer »Neubeelterung« das Aufrichten positiver Introjekte erlaubt, an denen orientiert, mit denen identifiziert und in der Auseinandersetzung mit diesen sich schließlich ein stabileres Ich entwickeln kann.

Gestalttherapie bei neurotischen Störungen[46]

Bei Störungen, die auf der Selbstblockierung durch zu intensive Vermeidungsmechanismen beruhen (Depressionen, neurotische Angststörun-

46 Auch wenn in der heute gängigen Diagnostik der Neurosebegriff einerseits vom Begriff der reaktiven Störungen, andererseits vom Begriff der Persönlichkeitsstörungen

gen, Zwangsneurosen etc.), wo also die Struktur den Fluss verhindert, ist ein umgekehrtes Arbeiten nötig. Hier ist das experimentelle Vorgehen, die Konfrontation etc. methodisch im Vordergrund. Die tragfähige therapeutische Vertrauensbeziehung bleibt der Rahmen, innerhalb dessen dann stärker an der Auflösung erstarrter, durch übermäßige Vermeidungstendenzen geprägter Ich-Strukturen gearbeitet wird. Für die Behandlung neurotischer Störungen eignet sich die Gestalttherapie besonders, da sich diese Störungen durch ein überhöhtes Potenzial an Vermeidungsmechanismen auszeichnen und die Methoden der Gestalttherapie speziell auf deren Bearbeitung und Auflösung zugeschnitten sind (s. o. »Bearbeitung von Vermeidungsmechanismen«).

Gestalttherapie bei Depressionen

Depression ist heute die Nummer eins der seelischen Störungen. Sie ergreift den ganzen Menschen und reicht von seelischen Empfindungen der Niedergeschlagenheit und Leere, dem Gefühl von Sinnlosigkeit über selbstabwertende Gedanken und Schuldgefühle bis hin zu körperlichen Symptomen wie Kopf- und Rückenschmerzen, Verdauungsproblemen, Herz- und Kreislaufproblemen und bis hin zu Antriebsschwächung (manchmal auch Agitiertheit), suizidalen Gedanken und Impulsen. Gesellschaftliche Hintergründe sind heute nicht mehr so sehr die strenge Erziehung und Triebfeindlichkeit, sondern die individuelle Isolation und Überforderung in einer auf individuellen Erfolg getrimmten narzisstischen Leistungsgesellschaft.

Depression ist gestalttherapeutisch betrachtet die Folge einer Kombination aller Vermeidungsmechanismen: Der Depressive dämpft das Gewahrsein der eigenen Bedürfnisse, überdeckt es durch die Orientierung an den äußeren Geboten, die er ungeprüft verinnerlicht – introjiziert – und dann für die eigenen Wünsche hält, die er erfolgreich auf andere projiziert und,

(früher oft als »Kernneurosen« bezeichnet) abgelöst wurde, benutze ich in einer Einführung in die Gestalttherapie nach wie vor den Begriff der Neurose, weil er so von den Gründern der Gestalttherapie gebraucht wurde. Auf die spezielle Diagnostik von schweren Persönlichkeitsstörungen, die eher den Frühstörungen zuzurechnen sind, und die Möglichkeiten ihrer Behandlung im Rahmen der Gestalttherapie werde ich nicht speziell eingehen. Das würde den Rahmen einer Einführung sprengen.

soweit möglich, erfüllt. Die Energie lenkt er entweder in unbefriedigende Tätigkeiten (bei der agitierten Depression) oder wendet sie gegen sich selbst (von Schuldgefühlen bis zum Suizid). Eine klare Unterscheidung von sich selbst und anderen verbietet er sich. Das konfluente *wir* oder *man* entlastet ihn von möglichen Konflikten mit seiner Umgebung. Aufgrund der massiven Kombination von Vermeidungsmechanismen entwickelt sich ein Teufelskreis von Selbstabwertung und Lähmung (hinter der eine gewaltige Autoaggression steckt) bis hin zur Unfähigkeit, den Alltag zu bewältigen.

Zentral für die Behandlung der Depression ist, wie bei den Frühstörungen und den Psychosen, die Etablierung einer tragfähigen therapeutischen Beziehung, die zu Beginn der Therapie die Löcher im Selbstwertgefühl des Depressiven füllen kann. Ist dieser Boden gegeben, werden die Vermeidungen bearbeitet – von der Förderung des Gewahrseins für die eigenen Wünsche bis zu deren positiver Umsetzung im Kontakt mit der Umwelt. Hierbei muss die Suizidalität immer im Auge behalten werden. Gerade wenn es gelingt, die gestaute Aggressivität aufzulockern, kann sich diese spontan gegen die eigene Person wenden. Da es sich bei der Depression um eine Störung auf der seelisch-geistigen, der sozialen und der körperlichen Ebene handelt, besteht auf allen diesen Ebenen die Möglichkeit, diesen depressiven Teufelskreis zu durchbrechen. So ist körperliche Aktivierung genauso wichtig wie die Förderung sozialer Beziehungen.

Gestalttherapie bei Angst

Es gibt kaum eine psychische Störung, die nicht mit Angst verbunden ist. Angst ist ein generelles Gefühl der Hemmung. Sie hat eine körperliche Seite: Sympatikotone Reaktionslage, erhöhter Puls, Zittern, kalte Hände, kalte Füße, Tendenz zu Durchfall, depressive Verstimmung etc. Würde sich die Angst in Bewegung umsetzen, wäre eine Kampf- oder eine Fluchtreaktion die Folge. Die Angst aber unterbindet gerade die Bewegung. Der Ängstliche ist blockiert. Er hat Angst, etwas zu tun. Es könnte das Falsche sein. Der Kletterer in den Bergen wird plötzlich von Angst überfallen. Ihm wird schwindelig. Er klammert sich fest, kann nicht loslassen, um den nächsten Griff oder Tritt zu erreichen. Angst ist somit vergleichbar mit dem Stocken vor der Gefahr.

Die Psychologie unterscheidet klassisch zwischen der Furcht als der Angst vor etwas Konkretem und der Angst, die keinen konkreten Gegenstand hat, unbestimmt und daher auch schlecht vermeidbar ist. Die Furcht vor Schlangen kann ich vermeiden, indem ich nicht in Gegenden gehe, in denen Schlangen auftauchen könnten. Die Furcht vor Öffentlichkeit kann ich meiden, indem ich das Haus nicht verlasse. Wobei diese Phobien leider die Tendenz haben, sich auszuweiten, sodass sie das Leben immer mehr einschränken können. Die Angst vor dem Leben, die Angst vor der Angst, den Angstanfall kann ich nicht durch das Vermeiden bestimmter Situationen in den Griff bekommen. Hier muss ich Strategien entwickeln: bestimmte Atemtechniken, Ablenkung durch Aktivität, warten bis der Anfall vorüber ist, angstdämpfende Medikamente einnehmen.

All diese Strategien gehen der Angst aber nicht an die Wurzel. Diese verhält sich szs. autonom. Es ist daher wichtig, die Angst in Furcht zu verwandeln, d. h. herauszufinden, worauf sich diese Angst wirklich bezieht, damit sie eher bearbeitet werden kann.

Leider verhindert die Angst dies aber. Sie unterbricht den Kontakt zur Umwelt. Wirklich ausbreiten kann sie sich auch erst dort, wo der Kontakt zur Umwelt unterbrochen ist. Als Jugendlicher las ich gerne nachts im Bett Gespenstergeschichten bis ich mich sehr gruselte und ich nicht mehr sicher war, ob meine reale Umgebung nicht auch bereits gespenstisch wurde. Die dann aufsteigende Angst konnte ich nur bekämpfen, indem ich aufstand, das Fenster öffnete und die Nachtluft tief einatmete. Jetzt war der Kontakt zur realen Umgebung wieder spürbar hergestellt und die Gespenster aus meiner Vorstellung vertrieben.

Ebenso verhält es sich mit der Angst vor wichtigen Begegnungen, vor Prüfungen aller Art oder auch mit dem Lampenfieber. Diese Ängste können sich nur entwickeln, wenn zwischen mir und der relevanten Umwelt ein zeitlicher und räumlicher Abstand besteht. Diesen »Graben« kann ich mit meinen Befürchtungen und Ängsten füllen. Hier können sie sich ausbreiten und aufladen. So wird aus der Maus ein Elefant, aus der kleinen Sorge ein Berg. Wenn dieser dann kreißt, gebiert er am Ende bekanntlich wieder die Maus der kleinen Sorge, die am Anfang stand. So betrachtet hilft gegen die Angst die Begegnung mit der Wirklichkeit, die diese Angst auslöst. Das nutzen auch die Verhaltenstherapeuten methodisch, indem sie eine Kombination von Entspannung (z. B. autogenes Training oder progressive Muskelentspannung nach Jacobson) und Exposition (der Patient wird schrittweise dem die Angst auslösenden Reiz ausgesetzt) zur Angstbewältigung einsetzen.

Was aber macht sich in dem Graben zwischen der Person und der für die Angst relevanten Umwelt breit? Hier tummeln sich selbstverständlich alle möglichen, mit dem erwarteten Ereignis assoziierbaren angstauslösenden Erfahrungen. Dies ist der Raum, in dem frühkindliche oder auch später erlebte angstbesetzte Situationen erinnert werden können, d. h. in ihrer bedrängenden Gefühlsqualität wachgerufen werden können. Oft sind es aber nicht die konkreten Erinnerungen an Situationen, in denen man als Kind Beschämung, Bedrohung oder andere Verletzungen erfahren hat, sondern nur noch die von der konkreten Erinnerung gereinigten Affekte der Angst oder Furcht, die sich nur mit der konkreten erwarteten Situation verbinden. Unser emotionales Gedächtnis signalisiert uns Gefahr, was entsprechend Angst auslöst. Dies ist im Prinzip ein zum Überleben notwendiger Mechanismus – die positive Funktion von Angst ist es, uns vor gefährlichen Situationen und Aktionen zu bewahren. Die gespeicherten Erfahrungen von Gefahr wachen als Kerne der Angst darüber, dass wir keine gefährlichen Dinge tun. Andererseits kann dieser Mechanismus das Leben auch sinnlos einschränken und zur Qual werden lassen, wenn die Gefahren, die aus dem emotionalen Gedächtnis signalisiert werden, real nicht bestehen.

Viele Jahre nach Ende des Zweiten Weltkrieges wurden auf einer kleinen Insel japanische Soldaten entdeckt, die das Kriegsende nicht mitbekommen hatten. Es war sehr schwer, sie vom Gegenteil zu überzeugen. Sie dachten, die Nachricht, der Krieg sei seit vielen Jahren beendet, sei nur eine Kriegslist des Gegners.

Hier gilt also, wie bereits gesagt: Bei der Bearbeitung der Angst kann es sehr wichtig sein, festzustellen, auf welche Erfahrungen sich diese Angst wirklich bezieht. Die auslösende Situation, die befürchtete Begegnung, Prüfung etc. ist häufig tatsächlich nur der Auslöser für tief in unserem emotionalen Gedächtnis gespeicherte angstbesetzte Erinnerungen. Diese Erinnerungen können, wenn sie wieder präsent sind, d. h. im Hier und Jetzt erlebt werden, mit gestalttherapeutischen Methoden bearbeitet werden. Um ein Beispiel zu geben: Ein Mann hat fürchterliche Angst vor einem Gespräch mit seinem Chef. Im »Graben« zwischen ihm und seinem Chef tauchen Ängste vor einem Lehrer auf, der ihn in der Schule vor der ganzen

Klasse lächerlich gemacht hatte. In der Arbeit mit dem *leeren Stuhl* wird die damals nicht mögliche Kritik an dem sich unpädagogischen verhaltenden Lehrer aufgearbeitet. Infolge dieser Bearbeitung weicht die Angst vor dem Gespräch mit dem Chef einer gesunden Aufregung.

Energetisch speist sich die Angst vermutlich aus den Bedürfnissen, die sie unterdrückt. Sie ist, in Gestaltsprache ausgedrückt. retroflektiv, d.h. sie wendet die aggressive Energie gegen die eigene Person. Der Bewegungsimpuls des Herangehens, des *aggredi* ist noch da. Genauso stark ist aber der Gegenimpuls, sodass das Ergebnis die innere Reibung zwischen beiden Impulsen auf einem hohen energetischen Niveau ist.

Sehr erschreckend, gleichzeitig aber auch erhellend war für mich der folgende Vorfall zwischen einem Patienten und einer Krankenschwester in der Psychiatrie. Diese fragte den Patienten, ob er Angst habe. Der Patient antwortete darauf: »Ich habe keine Angst, ich bin die Angst!«, ging aggressiv auf die Krankenschwester los und würgte sie mit ihrem Halstuch. Die Schwester konnte sich Gott sei Dank sofort befreien und kam so mit dem Schrecken davon. Hier wandelte sich die Retroflektion der Angst in pure Aggression, die der Schwester das antat, was die Angst vorher dem Patienten angetan hatte. Die Angst hatte ihm die Kehle zugeschnürt. Jetzt schnürte der Patient der Schwester die Kehle zu. Aus dem Opfer wurde ein Täter. Hier zeigt sich, wie viel aggressive, ja destruktive Energie in der Angst gefangen ist – wie die Angst den Menschen mit dieser Energie gefangen hält.

Was bei dem Vorfall in der Psychiatrie spontan und ungewollt durch eine empathische Frage ausgelöst wurde und zu einer unkontrollierten Reaktion führte, kann in der Gestalttherapie methodisch kontrolliert zur Bearbeitung der Angst eingesetzt werden: Der Patient wird aufgefordert, sich entweder mit dem, was ihn ängstigt oder, bei gegenstandsloser Angst, mit der Angst selbst zu identifizieren. Oft ist es nicht sehr einfach, den Klienten dazu zu bewegen, dies auszuprobieren, da das, was ihm Angst macht, naturgemäß nicht als sehr Ich-nah erlebt wird. Hier kann es hilfreich sein, das Ganze erst einmal als fingiertes Rollenspiel zu deklarieren. Der Klient soll einfach mal so tun als ob. Gelingt diese Identifikation einigermaßen, so ist zumindest ein Ergebnis deutlich: Der Patient kommt aus der »Opfer«-Rolle in die »Täter«-Rolle, die ihm zumindest ein höheres Maß an Energie verleiht.

Am Beispiel einer Arbeit mit einer Patientin, die unter massiven Schuldgefühlen litt, möchte ich dies verdeutlichen:

P: … und dann fühle ich mich völlig fertig, ängstlich und wertlos. Es ist, als würde ich von allen verurteilt.
T: Kannst du mal in die Rolle der Verurteiler schlüpfen.
P: Sie wollen, dass ich so bin? Das kann ich nicht.
T: Tu nur mal so als ob. Und setze dich als deren Stimmen auf den Stuhl gegenüber.
P: Okay (*wechselt den Platz*).
P (*jetzt als Verurteiler*): Du bist doch nichts wert. Sieh dich doch an. Du wärst besser gestorben. *(Sie wirkt hart und unlebendig, aber viel mächtiger als zuvor.)*
T: Geh wieder auf deinen Platz zurück. Wie geht es dir damit?
P: Das macht mich wütend. *(Sie hat deutlich ein Stück der Energie vom Stimmen-Stuhl mitgenommen.)*
T: Sag es ihnen!
P: Ihr macht mich wütend. Ihr seid gemein. Ich hab' auch ein Recht zu leben.
T: Wie ist das?
P: Besser. *(Patientin wirkt deutlich stärker.)*
T: Wechsel noch mal auf die andere Seite.
P: *(wechselt den Platz.)*
P (*jetzt wieder als Verurteiler*): Ja schimpf nur. Du bringst doch nichts fertig. Du taugst nichts.
T: Geh bitte wieder auf deinen Platz. *(Patientin wechselt auf ihren Platz.)* Wer ist das?
P: Es sind viele. Aber es ist sicherlich auch meine Mutter.
T: Sprich zu ihr.
P: Ich finde es gemein, dass du mich so fertig machst.
T: Wechsle bitte den Platz und antworte als deine Mutter.
P: Ich will doch nur, dass du ordentlich bist und was erreichst, aber so schaffst du es ja nie.
T: Wechsle bitte den Platz.
P: Du hast mir nie was zugetraut.
P (*als Mutter*): Du hast mich auch immer enttäuscht.

Es folgt ein Dialog, der langsam von mehr gegenseitigem Verständnis geprägt ist. Das heißt, die Schärfe der Selbstverurteilung nimmt ab – aber erst nachdem sich die Patientin deutlich mit der selbstabwertenden Position identifiziert hatte. Durch den Zuwachs an Stärke, den sie dadurch erfahren hat, konnte sich die unterlegene »Opfer«-Seite wehren und selbst stärker werden. Deutlich konnte auch der biografische Hintergrund ins Spiel kommen: Die enttäuschte, abwertende Mutter, die eigentlich nur das Beste für ihre Tochter gewollt hatte und die Tochter, die vergeblich gegen die Mutter opponiert hatte und sich schließlich in ihren Schuldgefühlen mit der Mutter identifizierte und dadurch zum sich selbst abwertenden »Opfer« wurde.

Gestalttherapie bei Suchterkrankungen und bei Burnout

Gestalttherapie und Sucht

Selbstbewusstsein und Wohlbefinden sind eine natürliche Folge klaren Gewahrseins meiner selbst, meiner Wünsche und meiner Umgebung, in der ich mich dementsprechend einrichte. Ob die Gefühle positiv oder negativ sind, ob ich mich freue oder ärgerlich bin, ob ich traurig bin oder lache, wenn ich es »ganz« tue, mit mir im Einklang bin, ist auch ein scheinbar negatives Gefühl eines, bei dem ich mich wohl, im Sinne von bei mir selbst und authentisch fühle.

Suchtmittel ersparen den »mühsamen« Weg zum guten Selbstgefühl, das ich durch ein authentisches Leben im guten Kontakt mit mir und anderen immer wieder herstelle. Sie bringen mich gleich ans ersehnte Ziel. Sie sind wie eine Seilbahn zum Gipfel. Trotz der fantastischen Aussicht ist das Gefühl auf Dauer aber entsprechend schal. Bekanntlich korrigiert unser Gehirn die Wirkung der von außen zugeführten Glücksbringer, um den Normalzustand wieder herzustellen. Das heißt. der Organismus reguliert sich so, dass eine »normale« Befindlichkeit trotz des Suchtmittels wieder erreicht wird. Der Süchtige muss daher die Dosis steigern, um den gleichen außergewöhnlichen Effekt zu erreichen. Somit bleibt der Kick auf die Dauer aus und Entzugssymptome treten hingegen auf, wenn das Suchtmittel nicht mehr zugeführt wird. Das gilt übrigens auch für nicht stoffgebundene Suchten. Genauso wie der Kokainsüchtige ohne Stoff wird der Arbeitssüchtige, der Urlaub macht, unruhig, zittert, schwitzt und wird dysphorisch. Auf der einen Seite wird also die organismische Selbstregulation außer Kraft gesetzt, andererseits wirkt sie trotz und wegen des Suchtmittels und führt schließlich dazu, dass das Suchtmittel oder das süchtige Verhalten zum festen Bestandteil des jetzt darauf abgestimmten Organismus wird.

Problematisch sind dabei natürlich die vielen Nebenwirkungen der verschiedenen Drogen. Es gibt praktisch kein Organ, das vom Alkohol bei übermäßigem Konsum nicht in Mitleidenschaft gezogen wird. Bei anderen Drogen ist das in jeweils unterschiedlicher Weise auch der Fall. Hinzu kommen die psychischen, sozialen, wirtschaftlichen und manchmal auch juristischen Folgen der Suchtkarriere: Einbruch des Selbstbewusstseins, Depressionen, Ängste, Arbeitsplatzverlust, Scheidung, Verlust anderer Interessen, juristische Sanktionen und vieles mehr.

Bei Sucht sind verschiedene Hintergründe und Ursachen am Werk, die nicht direkt auf einen Nenner gebracht werden können. Sucht ist immer ein Versuch, auf problematische Weise Lösungen zu finden, Gestalten zu schließen. Menschen, die an einem Abhängigkeitsproblem leiden, versuchen durch das süchtige Verhalten Abhilfe für unterschiedlichste Probleme zu schaffen – für Einsamkeit, Trauer, Ärger, Enttäuschungen, Selbstzweifel, Ängste oder Depressionen. Dabei werden jedoch die Sucht und ihre Folgen – wie oben beschrieben – zunehmend selbst zum Hauptproblem. Insofern kann das süchtige Verhalten eine ganze Reihe verschiedener Ursachen oder besser Ziele und Funktionen haben, die nicht monokausal wirken, sondern dieses Suchtverhalten meist als Ursachenbündel bewirken und unterstützen.

Das Suchtverhalten als solches ist nicht nur als »Selbstheilungsversuch« zu sehen, sondern ist darüber hinaus ein sozial gelerntes Verhalten, das, wie z. B. der Alkoholkonsum oder das Rauchen von Marihuana, rituell in Gemeinschaften vollzogen wird. Es gibt eine »Szene«, in der die Drogeneinnahme zur Gemeinschaft dazugehört. Somit ist das Suchtverhalten nicht nur sozial gelernt und wird anfangs als Lösung unterschiedlichster psychosozialer Probleme eingesetzt, sondern hat auch einen sozial bindenden, zumindest oberflächlich integrierenden Charakter. Die »Szene«, der Stammtisch etc., sind Orte der Sozialisation von Suchtverhalten und der sozialen Integration.

Der alte Spruch von Paracelsus lautet: »Dosis facit venenum« (lt., »die Menge macht das Gift«). Wenn jemand gelegentlich raucht, ab und zu Alkohol trinkt oder Marihuana oder andere das Bewusstsein verändernde Drogen konsumiert, wie es z. B. in bestimmten indianischen Kulturen im Rahmen von religiösen Riten der Fall ist, ist es nicht als süchtiges Verhalten anzusehen – es stellt noch keine süchtige Form der stoffgebundenen Abhängigkeit dar. Der Gegensatz von Sucht ist nicht Askese sondern Genuss, könnte man sagen. Es ist der regelmäßige oder bei Quartalstrinkern auch der unregelmäßige, übermäßige Konsum, der von Sucht sprechen lässt. Die Unfähigkeit des kontrollierten Genusses – die im Übrigen nicht bedeutet, dass eine Unfähigkeit zur Abstinenz besteht – ist das ausschlaggebende Kriterium für die Beurteilung als Sucht. Die Weltgesundheitsorganisation *WHO* klassifiziert dementsprechend einen übermäßigen Suchtmittelkonsum (dies kann sich sowohl auf stoffgebundene, als auch auf nicht stoffgebundene Süchte beziehen), der schwere körperliche und/oder seelische und/oder soziale Folgen zeitigt, als behandlungsbedürftige Sucht.

Um es zusammenzufassen: Suchtverhalten als krankhafter übermäßiger Konsum von Suchtmitteln stofflicher oder nicht-stofflicher Art ist zu einem gewissen Teil genetisch mitbedingt, vielfach sozial gelernt und als Lösung unterschiedlichster psychosozialer Probleme am Schluss durch seine vielfachen negativen Konsequenzen körperlicher, seelischer und sozialer Art das Hauptproblem, das dann mit dem Suchtverhalten selbst wieder »bekämpft« wird. Ab einem gewissen Grad der Suchterkrankung setzt dieser Teufelskreis der Sucht ein: Gegen das Zittern der Hände als neurologische Folgekrankheit des Alkoholismus hilft vordergründig der Alkohol. Gegen die Scham, vom Suchtmittel nicht loszukommen, hilft das Suchtmittel: »Ich schäme mich, weil ich trinke. Ich trinke, weil ich mich schäme«, sagt der Alkoholiker.

Wie kann Gestalttherapie bei der Behandlung suchtkranker Menschen helfen?

Bei der Behandlung von Sucht sind immer drei Ebenen zu berücksichtigen:

1. Die medizinische Versorgung der körperlichen Folgen der Abhängigkeit und die medizinische Unterstützung des Suchtmittelentzugs.

2. Die psychotherapeutische Unterstützung zur Bearbeitung seelischer Probleme, die für die Suchtentwicklung mit verantwortlich sind, und solcher psychischer Belastungen, die als Folge der Suchtentwicklung auftreten.
3. Die soziotherapeutische Unterstützung zur Verbesserung oder zum Aufbau sozialer Kompetenz und sozialer Kontakte in der Familie, am Arbeitsplatz oder im Freizeitbereich.

Ad 1) Gestalttherapie kann hier als körperbezogenes Verfahren die medizinische Seite der Therapie sinnvoll unterstützen. Sie kann zum Aufbau eines neuen positiven Körpergewahrseins beitragen – psychosomatische Störungen können mit Gestaltmethoden gut bearbeitet werden. Auf den Körper hören lernen, statt ihn zu betäuben, seinen Impulsen zu folgen, statt sie zu unterdrücken, dem Körper Sitz und Stimme im inneren Parlament geben, statt ihn von den Verhandlungen auszuschließen – eine zentrale Unterstützung, die die Gestalttherapie auf dem Weg zu einem suchtmittelfreien Leben leisten kann. Das Suchtmittel einfach wegzulassen, ohne ein neues Leib- und Lebensgefühl aufzubauen, führt über kurz oder lang zum Rückfall.

Im Rahmen meiner langjährigen Arbeit auf einer Suchttherapiestation konnte ich beobachten, wie bei den Patienten der Körper langsam aus der Betäubung aufwachte, sich oft schmerzhaft zu Wort meldete und langsam wieder zum Freund und zum gesunden Zentrum des Selbstgefühls wurde. Vor allem körperliche Entspannung ist am Anfang ohne Suchtmittel kaum möglich. Eine sinnvolle Unterstützung bieten auf der leiblichen Ebene autogenes Training oder andere körperbezogene Entspannungsmethoden, die ganz im Sinne der Gestalttherapie das Gewahrsein für den Körper und seine Funktionen erhöhen sowie eine gestaltorientierte Bewegungstherapie, die auf die Verbesserung des Körpergefühls im Spüren und im Kontakt mit anderen ausgerichtete ist.

Ad 2) Neben einer inzwischen in vielen Zwillingsstudien unzweifelhaft nachgewiesenen genetischen Disposition für Suchterkrankungen gibt es eine Vielzahl möglicher psychischer Ursachen für das Entwickeln einer Sucht. Da der Konsum von Suchtmitteln oder nicht stoffgebundenes Suchtverhalten, wie Arbeits-, Spiel- oder Computersucht, als Kompensation verschiedenster seelischer Probleme eingesetzt werden, muss in der psychotherapeutischen Behandlung der seelischen Suchtursachen die ganze Bandbreite möglicher Störungen berücksichtigt werden. Es ist ja beileibe nicht so, dass alle Süchtigen einen schwachen, labilen Charakter haben, nicht »nein« sagen können und keine Frustrationstoleranz besitzen – ein Negativbild, das in der Gesellschaft oft vorherrscht. Ganz im Gegenteil habe ich unter Suchtkranken viele getroffen, die besonders hart zu sich selbst, überkontrolliert und äußerst gewissenhaft sind. Hier dienen der Alkohol oder andere Suchtmittel als Entlastung von der übermäßigen Selbstkontrolle. Gestalttherapeutisch ausgedrückt sind die verschiedenen Vermeidungsmechanismen der Introjektion (braver Junge, braves Mädchen), der Projektion (andere sind egoistisch, ich bin anständig), der Konfluenz (ich unterscheide mich nicht von den anderen, ich möchte um jeden Preis dazugehören), der Deflektion (ich lenke mich von meinen eigentlichen Zielen ab) und eben auch der Retroflektion (ich halte mich zurück, ich bin gehemmt) in jeweils unterschiedlicher Gewichtung deutlich ausgeprägt. Nicht das Fehlen von Vermeidung, sondern deren Übermaß ist bei Suchtpatienten häufig anzutreffen. Alkohol ist die einzige Flüssigkeit, in der das *Über-Ich* (die psychoanalytische Bezeichnung der inneren Kontrollinstanz) »löslich« ist. Die Enthemmung und die Entspannung sind sicherlich zwei Effekte, die Alkohol haben kann. Das *Wir* steht unter Alkoholeinfluss im Vordergrund. Andere Drogen, wie Kokain oder Heroin, steigern eher das *Ego* und die Omnipotenzgefühle. Das Selbstbewusstsein wird aber auch unter Alkohol gefördert, da die Selbstkritik nachlässt.

Die Störung des Selbstbewusstseins, die ja eng mit der Störung des Körpergewahrseins verbunden ist, ist bei allen Suchtkranken nicht nur Ursache der Suchtentwicklung, sondern auch zentrale Folge. Die negativen Konsequenzen der Sucht untergraben das Selbstbewusstsein, was dann nur durch die Verstärkung des Suchtverhaltens kompensiert werden kann. Oft ist daher bei Süchtigen ein Schwanken zwischen übermäßigen Selbstzweifeln und überwertigem Selbstbewusstsein, vor allem unter Einfluss des Suchtmittels, zu beobachten. Besonders nach dem Entzug des Suchtmittels kommt es häufig zu einer Phase reaktiver, depressiver Verstimmung – das Selbstbewusstsein ist im Keller. Der geschützte Rahmen einer stationären Therapie, in dem sich die Betroffenen gegenseitig unterstützen können, ist daher meist unumgänglich.

Ad 3) Gestalttherapie wird in vielen Suchttherapieeinrichtungen eingesetzt. Nicht nur, weil sie den Menschen in seiner körperlichen, seelischen, geistigen und sozialen Dimension sieht, sondern auch, weil sie an den Problemen im Hier und Jetzt arbeitet.

Nach dem Entzug des Suchtmittels muss der Patient einen neuen Zugang zu sich und seinem Umfeld entwickeln, sich und andere neu sehen und spüren lernen sowie alte Kontaktvermeidungsstrategien aufzugeben wagen. All dies ist am besten in einer Gestaltgruppentherapie möglich, in der die Unterstützung durch die Mitpatienten sowie die Möglichkeit, Kontakte zu erproben und soziale Kompetenz zu entfalten, gegeben sind.

Nur das Suchtmittel abzusetzen, hat zwar vielfach einen positiven Effekt auf alle anderen Gebiete (körperliche Verfassung, Arbeit, Familie, Freundeskreis),– aus dem Teufelskreis der Sucht kann so ein Engelskreis der Abstinenz werden –, viele alte Probleme können aber nicht allein durch die Abstinenz gelöst werden, sondern bedürfen der Bearbeitung, um nicht bei der nächsten schwierigen Situation zum Rückfall zu führen. Hier sind besonders die sozialen Kompetenzen gefragt. Die Fähigkeit, sich mit seinen Mitmenschen konstruktiv auseinanderzusetzen, ist bei den meisten Abhängigen nicht besonders gut entwickelt. Hier hatte das Suchtmittel geholfen, Differenzen zu nivellieren, sich Auseinandersetzungen zu entziehen, den Ärger runterzuspülen oder wegzukiffen oder aufgrund der Enthemmung eigene Interessen so massiv vorzubringen, dass die Beziehungen zerstört wurden. Das Thema »Gewalt in familiären Beziehungen« hat meist auch mit Alkohol oder anderen Suchtmitteln zu tun. Nach dem Entzug müssen oft Scherben aufgekehrt werden. Wenn überhaupt noch Beziehungen übrig sind, müssen diese neu belebt werden. Viele Verletzungen müssen bearbeitet werden. In der Familie hat der Abhängige oft keine Position mehr, er spielte zuletzt nur noch eine Negativrolle. Die Position in der Familie, am Arbeitsplatz und in anderen sozialen Zusammenhängen zurückzuerobern, verläuft oft nicht ohne Auseinandersetzungen. Diese konstruktiv führen zu lernen, kann mit gestalttherapeutischen Methoden, z. B. bei der Arbeit mit dem *leeren Stuhl* oder in der Gestaltgruppe im direkten Dialog mit anderen Gruppenmitgliedern, gelernt werden. Besonders die erlebnisintensiven, experimentellen Methoden der Gestalttherapie eignen sich für derartiges soziales Lernen sehr gut.

Die Gestalttherapie ist also in der Behandlung von Menschen mit Abhängigkeitsstörungen sowohl auf der körperlichen, der seelisch-geistigen als auch der sozialen Ebene einsetzbar.

In den meisten Suchttherapieeinrichtungen werden darüber hinaus viele therapeutische Verfahren, medizinische und sozialpädagogische Formen der Unterstützung kombiniert:

- Informationen über die Suchterkrankung, ihre Hintergründe und Folgen sind in jedem Fall ein wichtiger Baustein der Therapie der Abhängigkeit.
- Neben Gruppentherapie wird in den meisten Einrichtungen auch Einzeltherapie angeboten.
- Entspannungsverfahren wie das Autogene Training, progressive Muskelentspannung, Yoga oder körpertherapeutische Verfahren kommen hierbei genauso zum Einsatz wie kreative Verfahren der Kunsttherapie und Ergotherapie.
- Psychodrama, Rollenspiel und therapeutisches Theater erlauben eine erlebnisorientierte Form der Konfliktbearbeitung und Selbstfindung.
- Wesentlich für die Bearbeitung von konkreten sozialen und ökonomischen Problemen ist die Unterstützung durch Sozialdienste und vor allem auch die Arbeit mit den Angehörigen, Partnern, Eltern und Kindern.
- Der Kontakt der Einrichtungen zu Selbsthilfegruppen ist für die Fortsetzung der Unterstützung nach der klinischen und/oder ambulanten Therapiephase sehr wichtig. Hier ist natürlich das 12-Schritte-Programm der AA hervorzuheben.

Gestalttherapie und das Burnout-Syndrom

Unter *Burnout* – Ausgebranntsein – versteht man ein Erschöpfungssyndrom, das nicht nur bei gehetzten Managern auftritt, sondern besonders häufig bei Angehörigen sozialer Berufe und überhaupt bei Personen, die mit Menschen arbeiten, also bei Lehrern, Ärzten, Pfarrern, Pflegepersonal etc.

Dieses vom amerikanischen Psychoanalytiker Herbert Freudenberger[47]

47 Freudenberger, H. J. & North, G. (1994). *Burnout bei Frauen.*

in den 80er Jahren beschriebene Syndrom geht im Gegensatz zu den klassischen psychiatrischen Diagnosen nicht nur von der Person, sondern in besonderer Weise von der Interaktion mit ihrem Umfeld aus.

Burnout ist ein Syndrom von somatischen, psychischen und sozialen Störungen, das sich vor allem im Zusammenhang mit Arbeitsbelastungen entwickelt. Meistens kommen auch noch besondere Belastungen im privaten Umfeld der betroffenen Person hinzu.

Erscheinungsformen des Burnout: Körperliche und seelische Verhaltensebene

Der Vorgang des »Ausbrennens« erstreckt sich über einen längeren Zeitraum. Der zeitliche Rahmen ist dabei jeweils unterschiedlich, da die Wirkung der Stresserlebnisse, denen man im Berufsalltag ausgesetzt ist, noch durch persönliche Stressfaktoren beeinflusst wird.

Dieser allmähliche Prozess des Ausbrennens wird jedoch von einigen leicht erkennbaren Kennzeichen begleitet, die im Wesentlichen den Folgen stressbedingter vegetativer Fehlregulation entsprechen:

- Körperliche Merkmale: Der Betroffene hat das Gefühl eines nicht mehr enden wollenden Erschöpfungszustandes, hat häufig Kopfschmerzen, Magen-Darm-Probleme, Atembeschwerden, Appetitmangel, Schlaflosigkeit, plötzliche, unkontrollierte Änderungen des Körpergewichtes und ständige Infekte aufgrund von sinkenden Abwehrkräften.
- Seelische Merkmale: Der Betroffene ist reizbar, wirkt deprimiert, entwickelt unter Umständen Verfolgungsgedanken, hat ein negatives Selbstbild, ist mit sich und der Welt unzufrieden und zeigt eine negative Einstellung gegenüber beruflichen Veränderungen oder gegenüber der Arbeit allgemein.
- Verhaltensbezogene Kennzeichen: Der Betroffene hat erhöhte Fehlzeiten, zeigt Unfähigkeit/Unlust produktiv zu arbeiten sowie verminderte Bereitschaft, Verantwortung zu übernehmen oder hat das Gefühl, alles alleine schaffen zu können und isoliert sich dadurch zunehmend von Kollegen. Er hat außerdem Alpträume bezüglich der Arbeit, den Mitarbeitern und Klienten, die am Schlaf hindern

können und es zeigen sich erhebliche Veränderungen in den Beziehungen zu anderen (z. B. Partner/Freunde klagen darüber, ignoriert zu werden). Viele Betroffene können weder abschalten noch entspannen, leiden unter Schlaflosigkeit bei erhöhtem Schlafbedürfnis und es besteht eine starke Neigung zu Suchtverhalten (Übermaß an Essen, Alkohol, Tabak, Beruhigungs-/Aufputschmittel).

Die Phasen des Ausbrennens: Enthusiasmus – Stagnation – Frustration – Apathie – Hoffnungslosigkeit

- *Enthusiasmus* steht häufig am Beginn der *Burnout*-Karriere. Hohe Wertschätzung der beruflichen Tätigkeit, hoher Idealismus gepaart mit der Vernachlässigung anderer Lebensbereiche stellen die Weichen zur chronischen Selbstüberforderung, die in der Phase der
- *Stagnation* nicht mehr den gewünschten Erfolg bringt. Der graue Alltag des Berufs zeigt sich. Es kommt auf die Dauer zu einem Teufelskreis: Nachlassende Kraft und Motivation führen zu nachlassender Leistung. Dies untergräbt die Position an der Arbeitsstelle, führt manchmal auch zum *Mobbing* durch Mitarbeiter und Vorgesetzte. Dies ruft problematische Kompensationsstrategien hervor: Alkohol, Medikamente und andere Drogen werden zur Entspannung oder zum Aufputschen eingesetzt, um mit zusätzlichen Leistungen den alten Stand, die alte Position, wieder erreichen zu können. Dies führt über kurz oder lang in die Phase der
- *Frustration*, in der entweder verzweifelt gegen die Windmühlen der als übermächtig erlebten Institution oder gegen das eigene Gefühl der Machtlosigkeit – vor allem in den sozialen Berufen – angekämpft wird. Ironie und Zynismus bestimmen die innere Haltung zur Arbeit, um innerlich Abstand zu gewinnen und ein Ventil für die entstehenden Aggressionen zu haben. Schließlich kommt es zum Berufsausstieg oder zur Phase der
- *Apathie*, in der nichts mehr vom anfänglichen Engagement übrig ist. Die Arbeit wird als Job erledigt, ohne darin einen höheren Sinn zu sehen als damit sein Geld verdienen zu können. Die Sinnentleerung

macht die Anforderungen der Tätigkeit zu erhöhtem Stress. Das heißt, der Eu-Stress der Anfangsphase des Enthusiasmus wird zum Dis-Stress. Hier dienen die falschen Nothelfer nur noch dazu, den Frust zu ertragen. In den Phasen der Stagnation, der Frustration und der Apathie ist mehr oder weniger stark die

- *Hoffnungslosigkeit* des Mitarbeiters ausgeprägt, über die er sich aber in den seltensten Fällen mit Kollegen austauscht. Dadurch entsteht bei dem *Burnout*-Betroffenen der fatale Eindruck, nur ihm ginge es so.

Was man von der Beschreibung her genauso gut als eine *Depression* mehr oder minder schweren Grades in häufiger Kombination mit *Abhängigkeitserkrankungen* diagnostizieren könnte, wird hier in einem engen Zusammenhang mit Stress-Belastungen am Arbeitsplatz gesehen. Diese Interaktion zwischen persönlicher Befindlichkeit, Tätigkeits- und sozialen Belastungen am Arbeitsplatz – häufig noch gepaart mit daraus resultierenden sozialen Belastungen im Privatbereich – stellt ein Syndrom dar, das wie die Spirale eines Teufelskreises immer enger und enger wird, denjenigen immer mehr nach unten zieht. Wird hier nicht rechtzeitig eingegriffen, so kommt es zum partiellen oder vollständigen Zusammenbruch, der viele Gesichter haben kann: somatische Krankheiten, Unfälle, Kündigung, Depression, Suizid(-versuch) oder Absturz in die Sucht.

Die gestalttherapeutische Sicht des Burnout-Syndroms: Ein Teufelskreis in der Interaktion von Person und Umwelt

Das *Burnout*-Syndrom als einen Teufelskreis mit verschiedenen Phasen zu sehen und nicht als eine endogene psychische Störung, die mit der Veranlagung der Person oder ihrer Kindheitsgeschichte begründet wird, entspricht dem Grundgedanken der Gestalttherapie, den Menschen immer in seinen verschiedenen Umweltfeldern zu sehen, in denen er lebt, mit denen er interagiert.

Wie kann es aber gestalttherapeutisch gesprochen zu dieser Störung in der organismischen Selbstregulation im Person/Umwelt-Feld kommen? Ist es die globalisierte Konkurrenz- und Leistungsgesellschaft, die den Druck auf die Einzelnen ständig erhöht? Sicherlich tragen die berufsspezifischen

Arbeitsanforderungen zum Syndrom bei[48], aber nicht jeder Lehrer, nicht jeder Manager, nicht jede Krankenschwester gerät in diesen Teufelskreis. Es sind auch persönliche Merkmale, die Menschen dafür disponieren, in diesen Teufelskreis zu geraten. Sind es die Idealisten, die Ehrgeizigen, die ängstlich Angepassten oder die Altruisten, die hier besonders gefährdet sind?

Im Laufe der Jahre habe ich in meiner Praxis viele Menschen mit *Burnout*-Syndrom erlebt. Bezüglich der Persönlichkeit glich niemand dem anderen. Was allerdings bei allen gleich war, war die Kombination mehrerer Faktoren, die schließlich zum *Burnout* geführt haben: Bei den meisten war besonderer beruflicher Erfolg zu Beginn festzustellen. Belastungen in der Kindheit oder auch im erwachsenen Leben, wie z. B. Verlust eines Elternteils, Tod von Geschwistern, Verlust der Heimat, Scheidung der Eltern oder eigene Scheidung, kamen bei vielen hinzu. Bei allen war aber eine dauerhafte Stressbelastung Hintergrund für den körperlichen und psychischen Zusammenbruch, der in den meisten Fällen zunächst eine stationäre medizinische oder psychosomatische Behandlung notwendig machte. Alle hatten die Warnzeichen auf der körperlichen, psychischen und sozialen Ebene übersehen oder geleugnet und mit »mehr desselben«[49] auf diese Anzeichen reagiert. Es ist die gleiche Entwicklungslinie festzustellen wie bei Suchtkranken, die auf die Zunahme negativer Folgen ihrer Sucht mit Verleugnen und Dosis-Erhöhung reagieren.

Die klassische These in Bezug auf die Motivation zur Therapie lautet: Die betroffene Person muss erst an ihren persönlichen Tiefpunkt gelangen, ihr Scheitern erleben und zusammenbrechen bevor eine Umkehr möglich ist. Theoretisch ist das sicherlich richtig. Ein System funktioniert bekanntlich solange die von ihm erzeugten Probleme durch seine positiven Funktionen, durch seine Ressourcen aufgefangen werden können. Erst wenn ein System dauerhaft selbstzerstörerisch ist, wird es an den Punkt kommen, an dem es entweder untergeht oder sich grundlegend verändert. Da Menschen keine Automaten sind, sondern Wesen, die Einsicht entwickeln können, erreichen manche diesen Umkehrpunkt früher als andere.

»Ich sollte täglich die Entspannungsübungen machen, damit ich nicht

48 vgl. Fengler, 2011
49 vgl. Fengler, 2012

krank werde. Aber leider fehlt einfach die Zeit dazu«, ist die häufigste Entschuldigung von Teilnehmern in Entspannungskursen für die Versäumnis ihrer täglichen Übungen. »Ich sollte schon lange eine Kur machen, aber ich kann doch den Laden nicht einfach schließen«, ist die Aussage einer alkoholkranken Ladenbesitzerin, die zwei Jahre später mit 57 Jahren an den Folgen ihres Alkoholismus gestorben ist. »Wenn ich mich jetzt langer krankschreiben lasse, gerät die Klasse vollständig aus dem Ruder. Ich weiß doch, dass die Vertretungen nichts machen«, so eine Lehrerin, die sich monatelang ziemlich krank in die Schule schleppte. »Jetzt schickt mich der Chef zu Ihnen, damit ich mich nach meiner stressbedingten Krankheit nicht wieder so überarbeite. Aber gleichzeitig verlangt er so viel von mir, dass ich jeden Abend die Akten mit nach Hause nehmen muss«, sagt mir der erfolgreiche Mitarbeiter im mittleren Management eines Großbetriebes. »Ich kann doch nicht Jahr für Jahr den gleichen Unterricht machen, so wie die Kollegen, die ihre Arbeit nicht ernst nehmen«, entschuldigt sich eine Lehrerin mit massiven Herzproblemen, die täglich bis nach Mitternacht an ihrem Schreibtisch sitzt, um ihren Unterricht perfekt vorzubereiten. Diese Liste der Entschuldigungen für selbstschädigendes Verhalten könnte ich unendlich lang fortsetzen. Die Angst vor Ablehnung, vor dem Verlust von Positionen, manchmal auch ganz konkret vor dem Verlust des Arbeitsplatzes oder bei Selbstständigen des Betriebs steht bei allen Betroffenen Pate, wenn sie ihre Selbstüberforderung nicht aufgeben. Manchmal ist diese Angst realistisch. In vielen Fällen ist sie aber übertrieben und hängt mit tief verankerten traumatischen Erfahrungen der Ablehnung oder des Verlustes zusammen.

Wie kann Gestalttherapie hier helfen?

Bei einem Großteil der Anforderungen, denen sich die *Burnout*-Gefährdeten unterwerfen, handelt es sich um eine Mischung von Projektionen – die anderen verlangen das von mir – und Introjekten – ich habe den Anspruch, so gut zu sein. Die Projektionen können dabei mithilfe von Identifikation mit den Fordernden in einer *Stuhl-Arbeit*, die Introjekte durch Überprüfen der Selbstansprüche (will ich das wirklich oder wollten das meine Eltern?) aufgelöst werden.

Eine *Burnout*-gefährdete Managerin schilderte mir ihre Chefin als bedrohliches Monster, gegen das sich niemand zur Wehr setzen könne. Diese Projektion ließ sich in einer Arbeit mit dem *leeren Stuhl* wunderbar auflösen. In der Rolle ihrer Chefin verhielt sie sich recht angemessen, traute sich aber in ihrer eigenen Position kaum, ein deutliches Wort zu sprechen. Als ihr dies im Rollenspiel eindrücklich bewusst wurde, konnte sie beginnen, ein angemessenes Einstehen für ihre eigenen Bedürfnisse zu üben.

Die Förderung des klaren Gewahrseins der eigenen Wünsche ist für beides, die Arbeit an den Introjekten und die Bearbeitung der Projektionen, eine wesentliche Voraussetzung. Die Frage »Was wollen *Sie* eigentlich?« wird von vielen *burnout*-Betroffenen allenfalls mit der Negation »Endlich meine Ruhe«, aber ganz selten mit positiven Wünschen beantwortet.

Auch die Arbeit mit *Burnout*-Klienten erfordert eine solide therapeutische Beziehungsbasis, da diese Personen auch in der Therapie zu Selbstüberforderung neigen und »gute Klienten« sein wollen, die die auf den Therapeuten projizierten Anforderungen mit ihren eigenen Leistungsstandards mischen und so aus der Therapie, die eigentlich Entlastung bringen sollte, die nächste Herausforderung machen, mit der sie sich überfordern. So berichtete mir ein Ingenieur, dem ich Entspannungsübungen empfohlen hatte, er stehe jetzt jeden Morgen um 4.30 Uhr auf, um die Entspannungsübungen durchzuführen, die er für die Bewältigung seines stressigen Berufsalltags bräuchte.

Gestalttherapie im Bereich der Pädagogik, der Supervision, des Coaching, der Mediation und der Organisationsentwicklung

Gestalttherapie eignet sich nicht nur für die klassischen therapeutischen Settings der Einzel- und Gruppentherapie, Gestaltberatung, Kinder- und Jugendlichentherapie, Familien- und Paartherapie, sondern birgt auch theoretische Konzepte und Methoden, die für andere Beratungsformate hilfreich sein können. Dementsprechend gibt es auch in vielen Gestalttherapie-Instituten Curricula für diese Formate.

Gestalt-Pädagogik

Einerseits geht die Gestalttherapie davon aus, dass die Kräfte der organismischen Selbstregulation, wenn man sie nur von den Vermeidungsmechanismen befreit, ein angemessenes befriedigendes Handeln bewirken. Andererseits ist es natürlich notwendig, gerade Kinder und Jugendliche vor problematischen Erfahrungen zu bewahren. Gestaltpädagogisches Arbeiten muss daher einerseits erzieherisch wirken, im Sinne einer Einführung von Strukturen, der Vermittlung von Weltwissen, dem Schutz vor problematischen Erfahrungen und auch durch das Unterstützen von Impulskontrolle. Andererseits sollte ein Übermaß von Impulskontrolle, wie es viele neurotisch gestörte Menschen aufweisen, durch die Bearbeitung der Vermeidungsmechanismen aufgelöst werden, um dem lebendigen Strom des Erlebens und Handelns wieder freien Lauf zu lassen.

Hierbei geht es nicht um den »goldenen Mittelweg« zwischen einerseits Ausdruck von Gefühl und Durchsetzung von Bedürfnissen und andererseits sozial verträglicher Angepasstheit, sondern um die *kreative Anpassung*, die Fritz Perls als die zentrale Funktion des Selbst, ja als das wahre Selbst benennt, in der bei egoistischen Bedürfnissen immer wieder aus einer inneren Freiheit heraus klar entschieden werden muss: Möchte ich mich auf Kosten von anderen durchsetzen oder meine Bedürfnisse zugunsten anderer zurückstellen. Solange diese soziale Anpassung das Ergebnis von Schuldgefühlen und automatisierten Vermeidungsmechanismen ist, besteht nicht die Freiheit der Entscheidung, die das Ziel der Therapie ist. Es geht nicht um die Alternative (Setze ich mich durch oder passe ich mich an?), sondern darum, ob ich inneren Zwängen folge oder mich frei entscheiden kann.

Im gesamten Bereich der Pädagogik können nicht nur klassische Gestaltmethoden zur Förderung des Gewahrseins oder experimentellen Methoden genutzt werden. Zentral für den Bereich der Pädagogik ist die Grundhaltung der Gestalttherapie, mit dem Prozess zu gehen und somit an den Interessenlagen der Kinder und Jugendlichen oder der in pädagogischen Einrichtungen Betreuten anzusetzen. In der pädagogischen Beziehung als authentisches Gegenüber da zu sein, auf die Qualität des Kontaktes zu achten, Störungen und Unterbrechungen ernst zu nehmen, die Schülerinnen und Schüler in ihrer persönlichen Besonderheit wahrzunehmen und die Selbstverantwortung von Schülerinnen und Schüler zu fördern, sind sehr wichtig. Sandra Fröhlich hat in einer qualitativen Studie über den Effekt von Gestalttherapie-Ausbildung bei Lehrern herausgefunden, dass nicht nur die sozialen Kompetenzen gefördert werden konnten und das Engagement der Schüler im Unterricht zunahm, sondern dass auch die Berufszufriedenheit bei den Lehrern mit Gestaltausbildung deutlich höher lag.[50]

Gestalt-Coaching

Beim *Coaching*[51] stehen meist arbeitsbezogene Entwicklungsprozesse Einzelner oder auch von Teams im Vordergrund. Eine klare Analyse des Entwicklungsbedarfs, der Wünsche und angestrebten Ziele sowie die Ermittlung der notwendigen Schritte zur Zielerreichung können mit verschiedenen Gestalt-

50 vgl. Fröhlich, 2014
51 vgl. Looss, 2006

methoden unterstützt werden. Hier sind vor allem das klare Gewahrsein eigener Befindlichkeit, eigener Ressourcen und Bedürfnisse, vor allem auch die entsprechende körperliche und emotionale Resonanz wesentlich.

Wichtige innere Anteile oder äußere Bezugsgruppen und -personen können durch die Arbeit mit *leeren Stühlen* repräsentiert und so deren Perspektiven einbezogen werden. Das Konzept der Vermeidungsmechanismen und deren Bearbeitung kann dabei ähnlich wie in therapeutischen Prozessen zum Tragen kommen. So können Projektionen auf Bezugspersonen durch experimentelle Identifikation mit diesen aufgelöst werden. Ungeprüft übernommene Ziele können durch Gewahrseinsförderung und Förderung gefühlsmäßiger Resonanz als Introjekte deutlich werden, die den eigentlichen Bedürfnissen der Person nicht oder nur teilweise entsprechen. Karriere auf Kosten der privaten Lebenszufriedenheit kann sich so genauso als obsolet erweisen wie der Verzicht auf berufliche Entwicklung aufgrund von Selbstzweifeln und Ängsten.

Beim Teamcoaching sind die gruppendynamischen Prozesse und Strukturen mitzuberücksichtigen. Die Förderung interner Kommunikation und Interaktion kann angeregt werden. Hierbei ist auch die gestaltverwandte, von Ruth Cohn entwickelte Methode der TZI (Themenzentrierte Interaktion) hilfreich. Erstaunlicherweise kann die Förderung der konstruktiven Interaktion von Selbstanteilen, des »inneren Teams« nach Friedemann Schulz von Thun[52], ähnlich wie die des »äußeren Teams« angeregt werden. Wichtig ist es dabei, eine Lösung zu finden, mit der alle inneren oder äußeren Teammitglieder einverstanden sein können, um eine Sabotage durch ausgegrenzte Teamspieler zu vermeiden. Besonders muss beim Coaching darauf geachtet werden, dass die angestrebten Ziele nicht der Vermeidung von eigentlichen Wünschen und Bedürfnissen dienen, bzw. der Kompensation von Frustrationen aus anderen Lebensbereichen. Wenn das falsche Bedürfnis befriedigt wird, bleibt das eigentliche Bedürfnis unbefriedigt, d. h. die Erreichung des angestrebten Zieles kann nicht zur wirklichen Befriedigung führen und führt schlimmstenfalls zum Wunsch nach »mehr desselben«. So kann Mangel an Selbstbewusstsein aufgrund fehlender früherer emotionaler Anerkennung kaum durch Statuszuwachs kompensiert werden.

52 Schulz von Thun, F. (2006). *Miteinander reden 3: Das »Innere Team« und situationsgerechte Kommunikation.*

Gestalt-Supervision

Gestalt-Supervision stellt ein wesentliches Anwendungsfeld gestalttherapeutischer Konzepte und Methoden dar. Sie unterstützt Einzelne, Teams oder Gruppen in allen möglichen sozialen und pädagogischen Arbeitsfeldern.[53] Methoden der Gewahrseinsförderung sind hilfreich für die effektive Klärung der Fragestellung des Supervisanden. Besonders wichtig in Supervisionen ist es meist, dass sich die Supervisanden in die Perspektive der nicht anwesenden Klienten, ggf. auch Mitarbeiter oder Vorgesetzten versetzen können. Hier helfen die experimentelle Methode des *leeren Stuhls*, der Dialogarbeit oder auch Rollenspiele und Aufstellungen, um Beziehungsstörungen aufzuspüren, zu bearbeiten oder erarbeitete Lösungen zu überprüfen. Immer ist die Tendenz zur prägnanten, guten Gestalt ein hilfreicher Motor, um Probleme der Personen und ihrer relevanten *Felder* erkennen und lösen zu können. Kurt Lewin hat sich als Gestaltpsychologe prominent mit der Bedeutung des *Feldes* beschäftigt. In Supervisionsprozessen geht es immer auch um die relevanten Felder der handelnden Personen. Das Umfeld der Klienten spielt dabei eine genauso wesentliche Rolle wie die verschiedenen Felder, in denen sich die Supervisanden bewegen, sei dies ihr eigener professioneller und biografischer Hintergrund, sei es das Team und die Institution, in der sie arbeiten, oder auch das weitere gesellschaftspolitische Umfeld, die für ihre Arbeit mit den Klienten entscheidend sind. Das *Feld* ist hierbei einerseits durch objektivierbare Faktoren bestimmt, ist aber immer auch das jeweils subjektiv erlebte Feld, das die eigene Konstruktion der Wirklichkeit und somit das eigene Handeln bestimmt.

Gestalt-Mediation

In der *Mediation* (lt., Vermittlung) geht es um die (außergerichtliche) Moderation von Konflikten. Voraussetzung dafür ist ein klares, von allen Konfliktparteien akzeptiertes Setting. Die Neutralität/Allparteilichkeit der Mediatoren ist dabei genauso wichtig wie die Kenntnis der relevanten gesetzlichen Rahmenbedingungen.

53 vgl. Boeckh, 2008, S. 207–233

Gestalttherapeutische Kompetenzen können bei dieser Form der Beratung ein vertieftes Verständnis für die emotional wirksamen Hintergründe der Beteiligten ermöglichen – sie können helfen, nicht nur sachlich-inhaltliche Divergenzen zu thematisieren, sondern auch die Emotionen der Beteiligten anzusprechen und das damit verbundene Bedürfnis nach Anerkennung als Person jenseits der unterschiedlichen Interessenslagen. Fühlt sich jemand in seiner eigenen Not bemerkt, kann er auch wieder fähig werden, die Not des anderen zu begreifen. Dann erst ist der für eine Vermittlung notwendige Perspektivenwechsel für die am Konflikt Beteiligten möglich. Aus einer durch Misstrauen, Projektionen und entsprechende Wut verzerrten, vergröberten Wahrnehmung kann wieder ein klares Gewahrsein für die eigenen Gefühle, Gedanken und Bedürfnisse entstehen sowie die Bereitschaft, der anderen Partei aufmerksam zuzuhören, um möglicherweise festzustellen, dass die Unterschiede erst durch Projektionen und entsprechende Wut so unüberbrückbar geworden sind. Klassischerweise wird Mediation bei Trennungen und Scheidungen eingesetzt. Sie kann aber in jeder Form der Konfliktbearbeitung hilfreich sein. Der Aspekt der Trennung ist gestalttherapeutisch ausgedrückt dann oft ein Prozess, um vom *Wir* zum *Ich* und *Du* in seiner bewussten Unterschiedlichkeit zu gelangen. In der Partnerschaft wird Konfluenz im positiven Sinn des Verschmelzens in der Liebe häufig durch die problematische Konfluenz der »Pseudoharmonie« des *Wir* abgelöst, das nur noch durch die Angst vor Konflikten und den Wunsch nach Übereinstimmung aufrechterhalten wird. Wenn die Interessenlagen und die entsprechenden Bedürfnisse zu unterschiedlich werden, muss dies auf die Dauer zu Konflikten führen oder zur Depression der Partner durch die Unterdrückung ihrer Bedürfnisse, die in der zu großen Nähe der »Pseudoharmonie« nicht befriedigt werden können. So erzeugt die Konfluenz die Konflikte, die sie zu vermeiden versprach. Das Erkennen und Akzeptieren der Unterschiedlichkeit kann dann zu einer Kooperation auf einer neuen Stufe führen. Die Trennung in der Beziehung ermöglicht eine neue, differenziertere Beziehung.

Gestalt-Organisationsentwicklung

Was hat *Organisationsentwicklung* mit Gestalttherapie zu tun? Wie können gestalttherapeutische Konzepte zu einer besseren Organisation führen? Sicherlich arbeiten in Organisationen Menschen und deren Verhältnis zueinander kann sicherlich, wie wir bei den Beratungsformaten Coaching, Mediation und Supervision gesehen haben, von der Gestalttherapie profitieren. Bei Organisationsentwicklung geht es aber auch um überpersönliche *Gestalten*, um soziale Strukturen, Regelwerke, die Prozesse ihrer Institutionalisierung und Veränderungen im Kontext wirtschaftlicher, politischer oder anderer gesellschaftlicher Umweltfelder. Hier wird das Handeln der Beteiligten durch Rollen definiert, auf die diese nur zum Teil Einfluss haben. Hier drohen die Einzelnen zu Rädchen im Getriebe zu werden, ihre individuellen Spielräume zu verlieren. Andererseits vermitteln Organisationen die Möglichkeit der sozialen Integration, sie stellen Arbeitsplätze, konstituieren Sinn etc.

Gestalttherapeutische Organisationsentwicklung muss daher darauf achten, dass die Menschen in Organisationen nicht zu Rädchen werden, sondern an der Gestaltung der Organisation beteiligt werden, bei der die Ziele der Organisation, seien diese wirtschaftlicher, politischer oder sozialer Art, vermittelt werden mit den legitimen Bedürfnissen von denen, die in den Organisationen tätig sind.

Begreift man Organisationen als überpersönliche Einheiten, kann der Gestaltzyklus und die Kenntnis von Vermeidungsmechanismen auch als Analyseinstrument und zur Behebung von Entwicklungsstörungen von Organisationen benutzt werden. Die Frage danach, wo und wie sich in Organisationen Störungen bemerkbar machen, steht am Beginn. Stimmt die Bilanz nicht mehr? Sind Mitarbeiter unzufrieden? Wird das »Produkt« noch nachgefragt? Werden Veränderungen im gesellschaftlichen Umfeld wahrgenommen und wird darauf reagiert? Stimmen die Abläufe noch mit den Zielen überein? Sind die Ziele noch aktuell? Sicherlich kann sich eine Kirchengemeinde, deren Mitglieder austreten, nicht in einen Fußballverein verwandeln, damit der Zulauf wieder stimmt, aber es muss doch gefragt werden dürfen, wessen Interessen noch gesehen werden. Kurt Lewin[54] sprach bei Organisationen bzw. Institutionen von notwendigen Prozessen des »freezing – unfreezing – refreezing«. Organisationen brauchen, um ihre Ziele erreichen zu können, ein bestimmtes Maß an überpersönlichen Strukturen, die auf die Dauer zu einer problematischen Erstarrung *(free-*

54 Lewin, 1963, S. 262f.

zing) führen können. Gleiches gilt im Übrigen auch für Personen, die im Laufe ihres Lebens bestimmte, immer gleiche Gewohnheiten des Wahrnehmens, Denkens und Handelns annehmen, die auf die Dauer weder mit deren eigenen Bedürfnissen noch mit den Anforderungen der Umwelt kompatibel sind. Eine Auflösung starrer Strukturen ist daher immer wieder notwendig, damit eine kreative Anpassung an veränderte Bedürfnisse und veränderte Umweltbedingungen stattfinden kann. Der Kontakt von Organisationen bzw. von Personen mit ihrer Umwelt ist durch Introjekte (»so haben wir das immer schon gemacht«, »so haben wir das noch nie gemacht« und »wo kämen wir da hin«) so gestört und diese Störungen werden dann auf die innere Umwelt (handelnde Personen) oder die äußere Umwelt projiziert, statt diese an den notwendigen Veränderungsprozessen aktiv zu beteiligen. Insofern kann Gestalttherapie – indem sie Organisationen als eigene Gestalten betrachtet – für diese therapeutisch arbeiten, darf dabei aber nicht vergessen, dass es letztlich um die Menschen geht, die in diesen Organisationen arbeiten und für die diese Organisationen da sind. Organisationsentwicklungskonzepte, die »top-down« Strukturen und Abläufe durchsetzen, die der Optimierung der Organisationsziele dienen, ohne »bottom-up« die Bedürfnisse und Sichtweise der beteiligten Personen einzubeziehen, sind meist auch ineffektiv, weil sie Widerstände erzeugen können, die bei Einbeziehung der beteiligten Personen hätten vermieden werden können.

Verhältnis der Gestalttherapie zu anderen humanistischen Psychotherapien[55]

Die Gestalttherapie gehört ohne Zweifel zu den humanistischen Psychotherapiemethoden. Sie ist, wie viele dieser Verfahren – Morenos Psychodrama, die Klient-zentrierte Therapie von Rogers, Bernes Transaktionsanalyse – in der Mitte des letzten Jahrhunderts entwickelt worden. Carl Rogers Buch *Client Centered Therapy* (1951) erschien im gleichen Jahr wie das Gründungswerk der Gestalttherapie von Perls, Hefferline und Goodman, *Gestalt-Therapy* (Perls et al., 1951 [1979]).

Allen diesen Verfahren ist die Orientierung an den Ressourcen der Klienten gemeinsam – die Ausrichtung auf die Entfaltung ihrer Potenziale und ihrer Individualität im Rahmen der gegebenen sozialen Bezüge. Die therapeutische Beziehung ist geprägt durch den Respekt vor der Integrität der Persönlichkeit der Klienten in einer Begegnung auf Augenhöhe. Leibliche, seelische und geistige Prozesse werden als eine vielschichtige integrierte bzw. zu integrierende Einheit gesehen. Das methodische Vorgehen ist experimentell, experienziell und existenziell bezogen auf die Prozesse im Hier und Jetzt.

Dabei fokussieren die genannten humanistischen Verfahren verschiedene Aspekte. Sie unterscheiden sich teilweise auch bezüglich ihrer theoretischen Hintergründe und in der Auswahl ihrer methodischen Vorgehensweisen.

55 Dieses Kapitel ist in wesentlichen Passagen identisch mit meinem Aufsatz: Boeckh, A. (2014). Die Gestalttherapie und ihre dialektische Entwicklung zu anderen Humanistischen Therapiemethoden. In W. Eberwein & M. Thielen (Hrsg.), *Humanistische Psychotherapie. Theorie, Methoden, Wirksamkeit* (S. 95–112).

Mir geht es darum, wichtige Elemente der Gestalttherapie im Verhältnis zu anderen humanistischen Psychotherapiemethoden zu erläutern. Dazu möchte ich die spezifischen Unterschiede zwischen der Gestalttherapie und den anderen humanistischen Verfahren und die Verbindungen zueinander skizzieren.

Die spezifischen Widersprüche von therapeutischen Zielen und Stilen versuche ich als notwendige dialektische Polaritäten des therapeutischen Handelns zu entschlüsseln. So sind Empathie und Konfrontation, soziale Beziehung und Individualität, Anerkennung und Aggression, körperliche und psychisch/geistige Prozesse in der Therapie keine sich ausschließenden Widersprüche, sondern setzen sich letztlich gegenseitig in ihrer Polarität voraus.

Neue Therapieverfahren entwickelten sich entsprechend häufig als Antithesen zu bestehenden Verfahren oder als Synthesen von polaren Therapiemethoden. Diese dialektische Entwicklung lässt sich auch in der Gestalttherapie verfolgen, deren Entwicklung nicht nur in der Ausdifferenzierung von neuen Praxisfeldern, wie z. B. der gestalttherapeutischen Kinder- und Jugendtherapie oder der gestalttherapeutischen Körpertherapie von Jim Kepner[56], in der Gestalt-Pädagogik[57], von Gestalt-Supervision, Coaching und Organisationsentwicklung zu sehen ist, sondern vor allem auch in der Fokussierung auf neue oder theoretisch weniger beleuchtete Dimensionen. Dies betrifft vor allem die Diagnostik, die Beziehungsdimension, das Verständnis des Selbst und die aus diesen neuen Erkenntnissen resultierenden Veränderungen der Methode, also des gestalttherapeutischen Handelns.

Das Verhältnis der Gestalttherapie zu anderen humanistischen Therapieverfahren

Das Verhältnis der Gestalttherapie zur Logotherapie und Existenzanalyse

Im Vergleich mit der Logotherapie und Existenzanalyse ist die Gestalttherapie stärker psychodynamisch orientiert. Sinn, Werte und Willensentscheidungen spielen in ihr keine so große Rolle wie Gefühle und Bedürfnisse.

56 Kepner, J. (2005). *Körperprozesse: Ein gestalttherapeutischer Ansatz.*

57 Burow, O.-A. (1988). *Grundlagen der Gestaltpädagogik.*

Die Ermittlung von Bedürfnissen in der organismischen Selbstregulation und die Untersuchung und Bearbeitung der Unterbrechung ihrer Befriedigung (Kontaktunterbrechungen, Vermeidungsmechanismen) ist zentraler als in der Logotherapie/Existenzanalyse, obgleich der neuere Ansatz von Alfried Längle[58] im Unterschied zur klassischen Logotherapie Viktor Frankls[59] in der Personalen Existenzanalyse diese starker korperbezogenen und psychodynamischen Faktoren zunehmend miteinbezieht.

Verhältnis der Gestalttherapie zum klientenzentrierten Ansatz der Gesprächstherapie

Während der klientenzentrierte Ansatz von Carl Rogers das akzeptierende Spiegeln der Äußerungen und emotionalen Befindlichkeit des Klienten als Einladung des Klienten zu einem positiven Selbstbezug in den Vordergrund stellt, ist die Gestalttherapie Dialog-orientierter und riskiert auch die konstruktive Konfrontation mit dem Klienten. Gestalttherapie ist so betrachtet stärker auf Begegnung und authentischen Kontakt ausgerichtet und weniger empathisch akzeptierend. Beide Richtungen gehen davon aus, dass es um die Selbstentfaltung und nicht um die Veränderung des Klienten geht. Beide fokussieren das Gewahrsein im Hier und Jetzt und beide richten ihr Gewahrsein vor allem auch auf die Gefühle. Während die Gestalttherapie, ähnlich wie die körperorientierten Verfahren, eher auf die körperliche Befindlichkeit und die körperlichen Impulse achtet, bleiben diese bei der klientenzentrierten Therapie eher Hintergrund. Während für die klientenzentrierte Therapie das Gespräch zentrales Medium ist, arbeitet die Gestalttherapie häufig mit experimentellen Methoden.

Das Verhältnis der Gestalttherapie zum Psychodrama

Hier steht der Mensch als Akteur im sozialen Feld, als Rollenspieler im Vordergrund. Es gibt eine große Schnittmenge mit dem feldtheoretischen

58 Längle, A. (2013). *Lehrbuch zur Existenzanalyse. Grundlagen.*
59 Frankl, V. (2007). *Ärztliche Seelsorge, Grundlagen der Logotherapie und Existenzanalyse.*

Hintergrund der Gestalttherapie, der Organismus-Umwelt/Mitwelt-Beziehung. Die äußeren und die verinnerlichten sozialen Beziehungen, die ja auch für die Entwicklung des Selbst/der Selbstbeziehung entscheidend sind[60], werden von der Gestalttherapie ähnlich wie vom Psychodrama methodisch erlebnisorientiert aktualisiert und bearbeitet. Das Psychodrama als Re-Inszenierung problematischer Lebens-/Beziehungssituationen mit der Erarbeitung einer neuen, zufriedenstellenden Lösung ist dem experimentellen Vorgehen der Gestalttherapie sehr verwandt und hat für manche Gestaltexperimente Pate gestanden. Eine der wichtigsten Methoden der Gestalttherapie – die Arbeit mit dem *leeren Stuhl* – stammt ja bekanntlich ursprünglich aus dem Psychodrama. Inzwischen ist mit der Skulptur- und Aufstellungsarbeit – einer Weiterentwicklung von ursprünglich psychodramatischen Methoden im Rahmen der systemischen Therapie – noch ein differenziertes methodisches Instrument der Analyse und Bearbeitung von Beziehungs- und Selbstthemen entstanden, das von vielen Gestalttherapeuten genutzt wird. Was allerdings im Psychodrama im Gegensatz zur Gestalttherapie meines Wissens nicht explizit formuliert wurde, ist eine Motivationstheorie, die mit der *Theorie der organismischen Selbstregulation* in der Gestalttherapie gegeben ist.

Das Verhältnis der Gestalttherapie zu Körpertherapieverfahren

Für die Gestalttherapie ist der Körper nicht getrennt vom seelischen und geistigen Erleben und Handeln. Wilhelm Reichs Konzept des Charakterpanzers als chronische muskuläre Anspannung zur Abwehr von Triebkonflikten stand für das gestalttherapeutische Konzept der Retroflexion als vor allem körperlicher Form der Kontaktvermeidung Pate. Diese Rückwendung der auf Kontakt ausgerichteten, aggressiven Handlungsenergie gegen sich selbst ist in ihrer Grundlage ein körperliches Geschehen. Die Gestalttherapie bezieht körperliche Haltungen, Gestik, Mimik und Impulse in ihre Arbeit ein. Das Gewahrwerden dieser körperlichen Befindlichkeit und der entsprechenden Impulse, der in körperlichen Symptomen und Spannungen erlebten inneren Widersprüche von Impulsen und Vermeidungen

60 vgl. Wulf & Boeckh, 2013, S. 29f.

ist zentrales Anliegen der Gestalttherapie. Eine in der psychosomatischen Arbeit oft verwendete Methode ist es, dem schmerzenden Körperteil oder auch den nicht gespürten Teilen des Körpers Ausdruck und Stimme zu geben, körperliche Widersprüche in einen Dialog zu bringen, gehemmter Expression zum körperlich aktiven Ausdruck zu verhelfen, Druck, den der Klient sich selbst macht, gegen einen äußeren Gegenstand zu richten. Hierbei kann sich die körperliche Erlebnisebene auch mit der seelischen Ebene oder der sozialen Beziehungsebene abwechseln. Der Konflikt zwischen Kopf und Bauch kann plötzlich der innerseelische Konflikt zwischen *top-dog* und *under-dog* werden und dieser innere Konflikt kann seine Herkunft in einem Konflikt mit den Eltern zeigen. Seelisches, Soziales, Geistiges und Körperliches bleiben in der methodischen Arbeit der Gestalttherapie miteinander verbunden. Die Gefahr rein körperbezogenen Vorgehens, welches das *Spüren* und das *acting out* in den Vordergrund stellt und nicht ausreichend mit der Geschichte des Klienten und seinen seelischen und sozialen Bezügen verbindet, wird somit vermieden.[61] Das für die Bioenergetik zentrale Typisieren nach Kategorien der psychoanalytischen Entwicklungspsychologie stellt bei aller Affinität zu den Reichschen Wurzeln dieses Verfahrens für die Gestalttherapie keinen gangbaren Weg dar. Zum einen ist mit dieser kategorialen Zuordnung zu Entwicklungsphasen therapeutisch meist wenig gewonnen, zum anderen geht die Gestalttherapie davon aus, dass es keine richtigen und falschen Haltungen oder Impulse gibt, sondern, dass der Organismus von selbst weiß, was er braucht und es daher eher darum geht, die eigene Befindlichkeit besser zu erleben, den Impulsen und Hemmungen nachzuspüren und damit zu experimentieren.

Das Verhältnis der Gestalttherapie zur Transaktionsanalyse

Nicht nur der Gründer der Transaktionsanalyse hatte eine psychoanalytische Ausbildung, auch seine Konzepte sind – wie unschwer zu erkennen

61 Waren diese rein körperbezogenen Vorgehensweisen bei Reich und Lowen noch dominant, wird die Integration auf seelischer Ebene in den neueren körpertherapeutischen Verfahren inzwischen immer stärker berücksichtigt. (Diesen Hinweis verdanke ich Werner Eberwein.)

ist – dem Strukturmodell der Psychoanalyse entlehnt. Es, Ich und Über-Ich sind in sogenannte *Ich-Zustände – ego states* – verwandelt, die je nach Situation und Vorprägung das Handeln und Erleben ganzheitlich bestimmen. Das *Kind-Ich*, dem Es verwandt, ist eher triebgesteuert oder in der Angst vor Konflikten angepasst an elterliche Erwartungen, das *Eltern-Ich*, dem Über-Ich verwandt, ist die kontrollierende, kritische oder auch fürsorgliche Instanz und das *Erwachsenen-Ich* ist schließlich die Freudsche Ich-Instanz, die wie ein rationaler Computer zwischen den Ansprüchen vermittelt, realitätsbezogen vernünftiges Kommunizieren und Handeln ermöglicht. Was den Berneschen Ansatz allerdings von der Psychoanalyse unterscheidet, ist sein klarer Bezug auf soziale Transaktionen. Sind in der Psychoanalyse die sozialen Konflikte bei der Triebentwicklung und Ausformung der Triebabwehr immer der zentrale *Hintergrund*, so ist dieses Beziehungsgeschehen in der TA der zentrale *Vordergrund*. In der Gestalttherapie ist diese Beziehungsdimension in ihrem dialogischen Element ja auch immer wesentlich und speziell für die Entwicklung der Vermeidungsmechanismen, ähnlich wie in der Psychoanalyse, wesentlicher Hintergrund, der in der Bearbeitung dieser Vermeidungen oft zum zentralen Vordergrund wird. Die Schematisierung der Ich-Zustände – die durch die Aufteilung des Kind-Ichs in das angepasste, das rebellische und das freie Kind und durch die des Eltern-Ichs in das kritische und das fürsorgliche Eltern-Ich weiter differenziert wird – macht die TA zu einem handlichen Analysewerkzeug von Transaktionen zwischen diesen verschiedenen Zuständen, die dann mehr oder weniger harmonisch (parallele Transaktionen) oder problematisch (Überkreuz-Transaktionen) ablaufen können. Für die Analyse dieser Transaktionsabläufe hat die TA noch eine spezielle Theorie der sogenannten »Spiele« entwickelt, die sich speziell mit den verschiedenen Ausformungen problematischer Interaktionsmuster nach dem Grundmuster des Drama-Dreiecks von *Retter – Verfolger – Opfer* entwickeln. Mit dieser Spielanalyse ist die Möglichkeit gegeben, solche verunglückten Interaktionen zu durchschauen und, wenn möglich, zu verändern. Der Vorteil der Schematisierung von Ich-Zuständen und Interaktions-*Spielen* besteht sicherlich darin, problematische Kommunikationen schneller zu durchschauen; der Nachteil in einer kategorialen Festlegung, die dem Zustand einer Person und den Interaktionen zwischen Personen oft nicht gerecht wird. Da ist die gestalttherapeutische Dialogarbeit – sei es in der therapeutischen Beziehung, zwischen Partnern in einer Gruppe, einem Team oder auch mittels des *leeren Stuhls* – oftmals hilfreicher, da sie näher am konkreten Erleben ist. Die Prägung von Menschen, die diese vor allem in der frühen Kindheit erfahren, wird in der TA durch die *Skriptanalyse* aufgedeckt. Welcher Ich-Zustand später in welcher Ausprägung dominant ist und das Selbstgefühl bestimmt, kann nicht nur durch die Ich-Zustand-Analyse, sondern auch durch die Analyse prägender *Antreiber* und *Einschärfungen* ermittelt werden. »Sei nicht so …«, »Fall nicht auf…«, aber auch »Nur deine Leistung zählt« – »Du nicht!«, »Sei nicht!« determinieren das Lebensgefühl einer Person und ihre Handlungsmotive. An dieser Stelle besteht eine große Nähe zur Gestalttherapie, die ja auch von Lebensskripten und deren Veränderung spricht.

Unterschiede und Gemeinsamkeiten humanistischer Psychotherapiemethoden

Jede der im Bereich der humanistischen Psychotherapien angesiedelten Therapieformen ist aus dem Unbehagen mit den Defiziten vorgängiger Therapieformen – meist der Psychoanalyse oder den lerntheoretischen Ansätze, also der Verhaltenstherapie – entstanden. Die Kritik bezieht sich dabei auf die Reduktion seelischen Geschehens auf die Triebdynamik und das entsprechende Ausblenden von geistigen Prozessen und der Sinndimension, auf das Fehlen des Körperbezugs in der Therapie, auf das Ausblenden der Beziehungsdimension in der Therapie und in seelischen Prozessen überhaupt; bei den lerntheoretischen Ansätzen bezieht sich die Kritik eher auf das manipulative Vorgehen beim klassischen oder operanten Konditionieren und auf die mangelnde Reflexion der therapeutischen Beziehungsdimension.

So betont jede dieser humanistischen Psychotherapieformen einen oder mehrere dieser vernachlässigten Dimensionen und entwickelt dazu Theorien und besondere therapeutische Methoden, die oftmals auch große Verwandtschaft mit den ursprünglich kritisierten Verfahren aufweisen. Die Intention der Gründer dieser Verfahren war es, immer eine effektivere Methode zu entwickeln. Im Laufe der letzten Jahrzehnte haben diese Verfahren aber diesen Pioniergeist oft zugunsten einer Kanonisierung der Verfahren und Methoden aufgegeben, haben nach Abgrenzung und Identität des eigenen Verfahrens gesucht und es den Praktikern überlassen, nach einer sinnvollen Integration der verschiedenen Ansätze zu suchen. Auch die Integration kann dann manchmal zur kanonisierten Methode werden.

So ist das Ansinnen der Vertreter humanistischer Verfahren, einen gemeinsamen Antrag auf wissenschaftliche und sozialrechtliche Anerkennung zu stellen, eine gute Möglichkeit, wieder auf die Intention der Pioniere zurückzukommen und eine bessere, umfassendere und effektivere Therapie zu kreieren. Es kann also nicht darum gehen, die Identität der einzelnen Schulen zu schärfen und sie stärker voneinander abzugrenzen, sondern darum, das Verbindende zu betonen und die Unterschiedlichkeiten der Ausformung als Bereicherungen zu integrieren. Genauso wenig kann es darum gehen, zu überlegen, ob *organismische Selbstregulation*, *Selbstaktualisierung*, *Selbstverwirklichung* oder *Werte* die eigentlichen Motive des Handelns darstellen, sondern darum, all diese Motive als Ausdruck von ein und derselben Person in ihrem jeweiligen Feldkontext zu begreifen. Diese Dialektik von Körper und Geist, Leib und Seele ist genauso Teil der conditio humana wie die Dialetik von Individuum und sozialem Beziehungsgefüge, das die Person in ihrem Sosein und in ihrem Selbstbezug geprägt hat und auf das sich die Person in ihrer ganz besonderen Weise bezieht. So könnte man eine Reihe von scheinbaren Widersprüchen, besser gesagt Polaritäten, in und zwischen den Therapieschulen aufzählen, die dadurch entstehen, dass der Fokus der Therapieschule jeweils stärker auf einen der beiden Pole ausgerichtet ist, welche die Ausformungen einer in sich widersprüchlichen – dialektischen – Gestalt sind.

Polaritäten im Fokus humanistischer Psychotherapien

Körper/Leib	vs.	Geist/Seele
Hier und Jetzt	vs.	Gewordensein und Zukunftsbezug
Tun/Erleben	vs.	Nachdenken/Reflexion
Bewusstheit/Gewahrsein	vs.	Wissen/Erinnerung
Vordergrund	vs.	Hintergrund
Identifikation	vs.	Selbstdistanzierung

Begegnung/Konfrontation	vs.	Empathie
Aggression	vs.	Anerkennung
Autonomie	vs.	Bindung
Individuum	vs.	soziales Beziehungsgefüge/Feld
Egoismus	vs.	Altruismus
Selbstverantwortung	vs.	soziale Verantwortung

All diese scheinbaren Gegensatzpaare sind klassische Spannungsfelder, deren dialektische Pole notwendig aufeinander bezogen und miteinander verschränkt sind.

Sowohl zwischen den einzelnen Therapieschulen als auch innerhalb dieser Schulen kann die Betonung des einen oder des anderen Pols vorherrschend sein. Es wäre vermutlich möglich, die Entwicklung der Therapierichtungen als einen dialektischen Prozess zwischen diesen Polen zu begreifen. So ist z.B. die Reichsche Körpertherapie als Kontrapunkt zur leibfernen Praxis der Psychoanalyse aus dieser hervorgegangen. Die Logotherapie wiederum setzt mit ihrer Fokussierung auf Sinn, Werte und soziale Verantwortung einen Kontrapunkt zur Orientierung an biologischen Grundbedürfnissen und Trieben. Die Transaktionsanalyse stellt ähnlich dem Psychodrama gegenüber der Fokussierung auf das Individuum den Aspekt der sozialen Interaktion in den Vordergrund. Die klientenzentrierte Therapie vertraut auf das Gute im Menschen, das sich in einem sozialen Rahmen der Empathie und Akzeptanz von selbst entfaltet, gegen jede Vorstellung notwendiger Triebregulation oder konditionierender Anpassung. Jede Entwicklung einer neuen Therapierichtung scheint so eine Antwort auf den Mangel der vorgängigen zu sein.

Der Fokus der Gestalttherapie und seine dialektische Wandlung

Interessant ist dabei natürlich, dass die dialektische Bewegung zwischen diesen Polen nicht nur jeweils neue Therapieschulen hervorbringt, sondern, dass auch innerhalb der Schulen diese polaren Spannungen auftauchen und notwendigerweise zu einer Weiterentwicklung der Theorien und Methoden führen – sicherlich auch in Abhängigkeit vom soziokulturellen Wandel der Gesellschaft, auf deren Probleme die verschiedenen Therapierichtungen Antworten darstellen.[62]

Betrachten wir die Gestalttherapie unter diesem Gesichtspunkt, so fällt auf, dass sie in ihrer klassischen Form, vor allem in dem Fritz Perls zugeschriebenen *Westküstenstil* jeweils den ersten Pol – Körper, Hier und Jetzt, Erleben/Tun, Aggression etc. – betont, während der seiner Frau Laure Perls zugeschriebene *Ostküstenstil* und die später entwickelte *relationale, dialogische Gestalttherapie* ähnlich der klientenzentrierten Therapie von Carl Rogers stärker den jeweils anderen Pol – Empathie, Anerkennung, Bindung etc. – fokussiert.

Das egozentrische und auf Abgrenzung fokussierte »Ich bin ich und du bist du« des klassischen *Westküstenstils* der Gestalttherapie ist als therapeutische Zielrichtung sicherlich sinnvoll für Klienten, die sich nicht abgrenzen können, nach den Regeln anderer handeln und keine Verantwortung für sich übernehmen – Klienten, die unklar und konfluent sind, ihre eigenen Interessen weder kennen noch wahrnehmen, egoistische Motive allenfalls bei anderen wahrnehmen und dann bekämpfen und im Zweifelsfall Kontakt und Auseinandersetzung eher vermeiden, Differenzen nivellieren, sich zurücknehmen, ihre Energie in »ungefährlichen« Terrains ausagieren oder gegen die eigene Person richten. Bei diesen Klienten können die von der Gestalttherapie beschriebenen Vermeidungsmechanismen bzw. Kontaktunterbrechungen einzeln oder in Kombination beobachtet werden:

- *Desensibilisierung*: Ausblenden des Gewahrseins eigener Empfindungen, Gefühle und Bedürfnisse,
- *Introjektion*: ungeprüfte Übernahme von Verhaltensnormen anderer,
- *Projektion*: Erkennen (und Bekämpfen) eigener »Schattenseiten« bei anderen,
- *Deflexion*: Ablenkung der Energie von der bedürfnisrelevanten Umwelt auf »ungefährliche« Ziele,
- *Retroflexion*: Rückwendung der aktiven Handlungsenergie gegen die eigene Person,

62 Es ist nicht mehr der *autoritäre Charakter* mit seiner angepasst zwanghaften oder schizoiden Struktur und seinem »weiblichen« Pendant im hysterischen oder depressiven Charakter, sondern es sind die oft wenig integrierten fragilen Borderline-Charaktere oder die narzisstisch (-depressiven) und dependenten Charaktere, die therapeutische Hilfe brauchen.

- *Egotismus*: Reflexion statt Handlung und schließlich
- *Konfluenz*: Auflösung der Grenzen zwischen sich und anderen Personen oder als innere Konfluenz zwischen widersprüchlichen inneren Strebungen.

Klienten, deren soziale Kompetenzen schwach entwickelt sind, die strukturelle oder Bindungsstörungen aufweisen und Probleme haben, befriedigende Beziehungen einzugehen, profitieren sicherlich stärker vom Ansatz der relationalen Gestalttherapie.

Ähnliche dialektische Spannungen und Entwicklungen innerhalb der Gestalttherapie lassen sich bezogen auf die Themen therapeutische Beziehung, Stellenwert der Aggression sowie Diagnostik und Spiritualität verfolgen. Hierbei wird immer wieder deutlich, dass die dabei auftretenden polaren Spannungen ganz im Sinne von Salomo Friedlaender notwendiger Ausdruck der polaren Konstruktion der Wirklichkeit und ihrem Streben nach der Überwindung dieser Polarität in einer *kreativen Indifferenz* sind, in der beide Pole in ihrer Widersprüchlichkeit aufgehoben sind.

Unterschiedliche Therapiestile humanistischer Verfahren – Polaritäten und Integration

Es geht aber nicht nur um den jeweils unterschiedlichen Fokus der Therapie, sondern auch um die therapeutischen Stile, mit denen diese Ziele erreicht werden können – um die Methoden, die Wege zum Ziel. Diesbezüglich lassen sich ebenso entsprechende Polaritäten ausmachen:

konfrontierend	vs.	akzeptierend
aktiv reagierend	vs.	erklärend/verstehend
authentisch begegnend	vs.	empathisch
Aktion/Erlebnis fördernd	vs.	gesprächsorientiert/kognitiv
abgegrenzt	vs.	fürsorglich
führend/direktiv	vs.	folgend

Auch wenn die Ich-Stärkung und der authentische Selbstausdruck wesentliche Ziele für die unselbstsicheren und konfluenten Klienten sind, benötigen gerade diese von ihren Therapeuten empathisches Wohlwollen, um sich aus dem Schneckenhaus ihrer Vermeidungen herauszuwagen. Das Therapieziel des selbstverantwortlichen, aktiv im eigenen Interesse handelnden Klienten erfordert ein akzeptierendes, empathisches Klima, in dem die ersten Schritte in diese Richtung gewagt werden können. Den Klienten »hängen zu lassen«, um so seine Selbstverantwortung zu provozieren, gehört in die Asservatenkammer der frühen Gestalttherapie. Diese problematische Seite des *Westküstenstils* hat dem Ruf der Gestalttherapie geschadet. Er erzieht meines Erachtens eher zum rücksichtslosen Narzissmus als zu einer reifen Persönlichkeit.

Sicherlich ist der Grundsatz, dem Klienten nichts abzunehmen, was dieser selbst kann, sinnvoll. Er darf aber nicht mit Lieblosigkeit verwechselt werden. Auch Frank Farrelly[63] (übrigens ein Schüler von Carl Rogers, der Meister des provokativen Therapiestils) war in seiner Grundhaltung immer liebevoll unterstützend. Umgekehrt ist der von Laure Perls und Erv und Mirjam Polster zuerst vertretene *Ostküstenstil* eher unterstützend und empathisch. Diese Stilrichtung wurde u. a. von Gary Yontef[64], Lynn Jacobs, R. Hycner und Gordon Wheeler zur sogenannten *relationalen Gestalttherapie* weiterentwickelt. Hier steht weniger die Förderung der Durchsetzung der eigenen Interessen als die heilsame therapeutische Begegnung/Beziehung im Vordergrund. Stark beeinflusst von den Gedanken Martin Bubers hat diese Richtung später auch in Deutschland Anhänger gefunden: Erhard Doubrawa, Achim Votsmeier-Röhr und Frank-M. Staemmler zählen dabei zu den prominentesten Vertretern dieser Richtung der Gestalttherapie.[65] Dementsprechend ist auch eine heftige Debatte um das Aggressionskonzept der Gestalttherapie entstanden. War in der klassischen Gestalttherapie das *aggredi* ein zentraler, positiv besetzter Teil der Problemlösung, dessen Förderung bei der aktiven Auseinandersetzung des Klienten mit seiner Umwelt ein dringendes Ziel war, so ist dieses Konzept von den Relationalisten, den Vertretern einer dialogischen Gestalttherapie, zunehmend infrage gestellt worden.[66] Der gehemmte, ängstliche, depressive Patient, dessen Ex-

---

63 vgl. Farelly & Brandsma, 1986

64 Yontef, G. (1999). *Awareness, Dialog, Prozess. Wege zu einer relationalen Gestalttherapie.*

65 Doubrawa, E. & Staemmler, F.-M. (Hrsg.). (1999). *Heilende Beziehung. Dialogische Gestalttherapie.*

66 Staemmler, F.-M. & Merten, R. (Hrsg). (2008). *Therapie der Aggression. Perspektiven für Individuum und Gesellschaft*; Blankertz, S. (2010). *Verteidigung der Aggression. Gestalttherapie*

pressivität und Durchsetzungsfähigkeit es zu fördern gilt, braucht nicht nur einen unterstützenden, empathischen therapeutischen Beziehungsraum, in dem er seine Potenziale entfalten kann, sondern es sind zunehmend auch andere Störungsmuster, vor allem sogenannte Frühstörungen wie die Narzissmus- und Borderline-Persönlichkeitsstörung, die einen anderen stärker bindungsorientierten therapeutischen Ansatz verlangen.

Leslie Greenberg[67] hat in seinem Ansatz der auf Emotionen fokussierenden Therapie (EFT) Methoden der klientenzentrierten Therapie mit Methoden der Gestalttherapie verbunden und auf diese Weise eine Verbindung der Pole von Empathie und Begegnung, von Anerkennung und Konfrontation hergestellt. Diese Verbindung funktioniert aber nicht aufgrund eines goldenen Mittelwegs – ein bisschen Anerkennung plus ein bisschen Konfrontation –, sondern nur in der dialektischen Bewegung von der These »Anerkennung und Empathie« über die Antithese »Konfrontation mit dem traumatisch Erlebten« zur Synthese »Integration der Persönlichkeit«. Nur auf der Basis empathischer Anerkennung kann konfrontierende Begegnung fruchtbar werden. Mit seinem Ansatz ist meines Erachtens eine wirkliche Synthese dieser Polaritäten gelungen.

als Praxis der Befreiung; Aufsätze von S. Blankertz, E. Fehrmann, A. Boeckh in *Gestalttherapie* (2013), *13*(1) und Resonanzen dazu in *13*(2).

67 Greenberg, L. et al. (2003). *Emotionale Veränderung fördern. Grundlagen einer prozess- und erlebnisorientierten Therapie.*

Die Dimensionen des Spirituellen in der Gestalttherapie

Gegenwärtig ist Spiritualität in aller Munde. Es gibt viele Gestalttherapeuten, für die diese Dimension wichtig und wesentlich ist. Was diese jeweils unter Spiritualität verstehen, ist dabei sehr unterschiedlich. Ob das Verständnis von Spiritualität hierbei eher immanent oder transzendent ist, ob es die Dimension des Religiösen berührt, sich davon eher abgrenzt oder Spiritualität streng diesseitig gefasst wird – der Begriff Spiritualität scheint sehr vieldeutig verwendet zu werden.[68]

Wer das Wort Spiritualität in den Mund nimmt, wird von manchen gleich verdächtigt, in der Nähe von esoterischen Denkweisen und Praktiken zu stehen, also außerhalb jeglicher Wissenschaftlichkeit und Aufklärungstradition. Für andere bezeichnet Spiritualität schlicht eine Sinndimension, die in unseren säkularisierten Zeiten in den traditionellen Religionen nicht mehr gesucht und oft auch nicht mehr gefunden wird.

Die spirituelle Dimension – was immer darunter verstanden wird – existiert aber nicht nur für die Therapeuten, sondern sie existiert (oder existiert nicht) auch für die Klienten. Für mich als Therapeut ist daher zuerst die Frage wichtig, welchen spirituellen oder religiösen Bezug meine Klienten haben. Diesen zu respektieren und sich darüber auszutauschen, ist für mich selbstverständlich. Meine eigene Erfahrung in diesem Zusammenhang ist weniger kategorial als vielmehr phänomenologischer Natur.

68 Bzgl. dieser Diskussion s. *Gestalttherapie* (2012), *26*(2) mit einem Artikel des Philosophen Ernst Tugendhat: Spiritualität, Religion und Mystik, S. 2–12; *Gestalttherapie* (2015), *29*(1) mit Artikeln von Sylvester Walch und Peter Schulthess.

In den vielen Jahren meiner gestalttherapeutischen Arbeit hat sich mir immer wieder etwas gezeigt, worauf ich selbst und meine Klienten keinen Einfluss haben, was jedoch sehr viel Einfluss zu besitzen scheint: die Tatsache, wer zu welchem Zeitpunkt zu mir in Therapie kommt. Oft kommen die Menschen mit Themen, die ich selbst gerade für mich durchlebt und verarbeitet habe. Sei es, dass sich in scheinbar unlösbaren Situationen plötzlich ein Wandel der inneren Haltung ereignet, der nicht das Ergebnis besonderer therapeutischer Methoden ist. Sei es, dass ich plötzlich aus dem Nirgendwo eine Intuition habe, die ins Schwarze trifft.

Was ich dadurch gelernt habe, ist Folgendes:

Ich begegne dem Schicksal der Klienten mit großem Respekt. Ich glaube an tiefere Heilkräfte des Klienten, auf die ich keinen Einfluss habe, und ich bin immer wieder angerührt durch die Kraft, die in der Begegnung mit dem Klienten hinzukommen kann, ohne dass wir dies bewusst beeinflussen könnten. Vielleicht ist es das, was nach Martin Bubers Vorstellung das Hinzukommen von etwas Göttlichem in der Ich-Du-Begegnung ist.

Die Professionalisierung der Gestalttherapie oder: Kann man Lebendigkeit institutionalisieren? Ein Schlusswort

Was die Gestalttherapie gegenüber anderen Therapieformen auszeichnet, ist in erster Linie ihre Lebendigkeit. Sie öffnet die Quellen von Spontaneität und Kreativität, von Authentizität und Gefühlsausdruck. Für sich selbst einzustehen und mit der Welt in offenen Kontakt zu treten, sind Ziele, die die Gestalttherapie zu einem Verfahren machen, das nicht nur auf die Behebung von psychischen Störungen oder die Korrektur problematischen Verhaltens, sondern auch auf die Entfaltung der Persönlichkeit und ihr Wachstum ausgerichtet ist.

Die Gestalttherapie ist, wie Fritz Perls sagt, nicht nur eine Therapie für Kranke, sondern auch eine Entwicklungshilfe für Gesunde, zur Entfaltung ihres Potenzials, ihrer Fähigkeiten, ihrer Gefühle, der Möglichkeiten, die in ihrem Leben stecken, von Freude, von Selbstausdruck und von Anteilnahme an anderen. Diese ganzen Möglichkeiten liegen bei den meisten unter einem Grauschleier von Ängstlichkeit und braver Angepasstheit.

Nicht nur ein liebloser oder repressiver Erziehungsstil, eine rigide und lustfeindliche Atmosphäre in Elternhaus und Schule, sondern auch das Konkurrenzdenken der globalisierten Ellenbogengesellschaft fördert die Selbstunterdrückung, welche die Menschen von sich selbst und voneinander entfremdet und dazu bewegt, anders sein zu wollen als sie von sich aus sind. All dies untergräbt ihre persönliche Entfaltung und natürliche Sozialität.

Die Gestalttherapie, die kulturell aus der Aufbruchsbewegung der 60er Jahre herrührt, ihre Wurzeln im Humanismus, in Rousseauschem Gedankengut, im Existenzialismus, in östlicher Weisheit in den tiefen philosophischen Einsichten Martin Bubers und außerdem in revolutionären Erkenntnissen der Psychoanalyse und gleichrangig der Gestaltpsychologie hat, droht sich momentan in der Frage zu verrennen: Wie kann die Gestalttherapie eine kassenzugelassene Methode der psychotherapeutischen Versorgung werden?

Natürlich ist es gesundheitspolitisch wichtig, ein System der ausreichenden und kassenfinanzierten psychotherapeutischen Versorgung der Bevölkerung sicherzustellen. Die Gestalttherapie könnte hier auch sinnvoll und effektiv mitwirken. Die damit einhergehende Institutionalisierung und Manualisierung der Psychotherapie läuft allerdings Gefahr, aus einer psychotherapeutischen Methode, die auf die Entfaltung menschlicher Potenziale zielt, ein System der psychischen Reparaturtechniken zu machen.

Das ist keinesfalls ein Plädoyer für die Theorie-Feindlichkeit der Gestalttherapie der 70er und 80er Jahre. Nach meinem Dafürhalten tut es der Gestalttherapie gut, ihre theoretischen und methodischen Qualitäten präzise und nachprüfbar herauszuarbeiten und sie auf diese Weise auch besser an zukünftige Therapeuten vermittelbar zu machen. Dies ist unter anderem auch Absicht dieses Buches.

Entgegen der vorherrschenden Meinung, Gestalttherapie sei nicht wissenschaftlich überprüft, gibt es schon seit längerer Zeit wissenschaftliche Studien von Prof. Willi Butollo (Ludwig-Maximilians-Universität, München) und Prof. Leslie Greenberg (York-University, Toronto, Canada), die eine hohe Effektivität der Gestalttherapie bei der Behandlung von schweren Depressionen, Angststörungen, Phobien und schweren Traumata nachgewiesen haben, die der Effektivität von Verhaltenstherapie und Gesprächstherapie überlegen ist.[69] Die Gestalttherapie muss ihr Licht hier nicht unter den Scheffel stellen. Insofern wäre es längst fällig, Gestalttherapie in die Reihe der kassenzugelassenen Verfahren aufzunehmen. Entsprechende Anträge sind bereits vor Jahren zusammen mit den anderen Humanistischen Psychotherapien von der AGHPT gestellt worden. Sie scheiterten bislang aber an der Lobby der Vertreter der bereits zugelassenen Verfahren, die die Zulassung möglicherweise effektiverer Verfahren fürchten.

69 Butollo, W. & Maragkos, M. (1999). Gestalttherapie und empirische Forschung. In R. Fuhr, M. Sreckovic & M. Gremmler-Fuhr (Hrsg.), *Handbuch der Gestalttherapie* (S. 1105ff.). Greenberg et al., 2003, S. 397ff.

Andererseits kann eine ausschließliche Ausrichtung auf die psychotechnische Behebung von Anpassungsstörungen, wie sie die Krankenkassen anstreben, das gestalttherapeutische Grundelement der Entfaltung der lebendigen Potenziale verdrängen und die Grundqualität der therapeutischen Beziehung, die ja der eigentliche Kern der Gestalttherapie ist, in den Hintergrund treten lassen.

Was bei der Professionalisierung der Gestalttherapie auf keinen Fall verloren gehen darf, ist das Element der Lebendigkeit im Kontakt. Gestalttherapie definiert sich ja gerade durch diesen Kontakt und seiner Entfaltung. Für die Gestalttherapie ist das Selbst – die Zentralfunktion des Psychischen – keine abgegrenzte Einheit, die repariert werden muss, sondern, wie Buber sagt, das *Zwischen,* der Kontakt zwischen der Person und ihrer Mit- und Umwelt. Insofern vertritt die Gestalttherapie auch einen sozialen und ökologischen Anspruch.

Literatur

Blankertz, S. (2010). *Verteidigung der Aggression. Gestalttherapie als Praxis der Befreiung.* Wuppertal: Peter Hammer.

Bloch, E. (1970). *Tübinger Einleitung in die Philosophie.* Frankfurt am Main: Suhrkamp.

Boeckh, A. (2006). *Die Gestalttherapie.* Stuttgart: Kreuz.

Boeckh, A. (2008). *Methodenintegrative Supervision.* Stuttgart: Klett-Cotta.

Boeckh, A. (2011). Die Dialogische Struktur des Selbst. *Gestalttherapie, 25*(1), 74–92.

Boeckh, A. (2013). Zur notwendigen Relativierung des positiven Aggressionsbegriffs der Gestalttherapie. *Gestalttherapie, 27*(1), 90–98.

Boeckh, A. (2014). Die Gestalttherapie und ihre dialektische Entwicklung zu anderen Humanistischen Therapiemethoden. In W. Eberwein & M. Thielen (Hrsg.), *Humanistische Psychotherapie. Theorie, Methoden, Wirksamkeit* (S. 95–112). Gießen: Psychosozial-Verlag.

Buber, M. (1995). *Ich und Du.* Stuttgart: Reclam.

Buber, M. (2001). Martin Buber Werke. Kulturkritische und philosophische Schriften (1898–1924). Gütersloh: Gütersloher Verlagshaus.

Burow, O.-A. (1988). *Grundlagen der Gestaltpädagogik.* Dortmund: Verlag Modernes Lernen.

Butollo, W. & Maragkos, M. (1999). Gestalttherapie und empirische Forschung. In R. Fuhr, M. Sreckovic & M. Gremmler-Fuhr (Hrsg.), *Handbuch der Gestalttherapie* (S. 1091–1120). Göttingen: Hogrefe.

Doubrawa, A. & Doubrawa, E. (Hrsg.). (2005). *Meine Wildnis ist die Seele des Anderen. Der Weg zur Gestalttherapie. Laura Perls im Gespräch mit Daniel Rosenblatt u.* a. Wuppertal: Peter Hammer.

Doubrawa, E. & Staemmler, F.-M. (Hrsg.). (1999). *Heilende Beziehung. Dialogische Gestalttherapie.* Wuppertal: Peter Hammer.

Farrelly, F. & Brandsma, J. (1986). *Provokative Therapie.* Heidelberg, Berlin: Springer.

Fengler, J. & Sanz, A. (Hrsg.). (2011). *Ausgebrannte Teams. Burnout-Prävention und Salutogenese.* Stuttgart: Klett-Cotta.

Fengler, J. (2012). *Helfen macht müde: Zur Analyse und Bewältigung von Burnout und beruflicher Deformation.* Stuttgart: Klett-Cotta.

Frambach, L. (2001). Schöpferische Indifferenz. Die Philosophie von Salomo Friedlaender. In R. Fuhr, M. Sreckovic & M. Gremmler-Fuhr (Hrsg.), *Handbuch der Gestalttherapie* (S. 295–308). Göttingen: Hogrefe.

Frankl, V. (2007). *Ärztliche Seelsorge. Grundlagen der Logotherapie und Existenzanalyse*. München: dtv.

Freudenberger, H. J. & North, G. (1994). *Burnout bei Frauen*. Frankfurt: Fischer.

Fröhlich, S. (2014). Gestalttherapieausbildung und Lehrer- und Lehrerinnenprofessionalität. *Gestalttherapie, 28*(2), 104–127.

Fuhr, R.; Sreckovic, M. & Gremmler-Fuhr, M. (Hrsg.). (1999/2001). *Handbuch der Gestalttherapie*. Göttingen: Hogrefe.

Greenberg, L. (2006). Prozess- und erlebensorientierte Therapie. Ein emotionsfokussierender Ansatz. In N. Gegenfurtner & R. Fresser-Kuby (Hrsg.), *Emotionen im Fokus. Gestalttherapeuten im Dialog mit Leslie Greenberg* (S. 19–51). Bergisch Gladbach: EHP.

Greenberg, L.; Rice, L. & Elliot, R. (2003). *Emotionale Veränderung fördern. Grundlagen einer prozess- und erlebnisorientierten Therapie*. Paderborn: Junfermann.

Kepner, J. (2005). *Körperprozesse. Ein gestalttherapeutischer Ansatz*. Köln: EHP.

Längle, A. (2013). *Lehrbuch zur Existenzanalyse. Grundlagen*. Wien: facultas.wuv.

Lewin, K. (1963). *Feldtheorie der Sozialwissenschaften*. Bern: Huber.

Lewin, K. (2009). *Schriften zur angewandten Psychologie. Aufsätze, Vorträge, Rezensionen*. Wien: Krammer.

Looss, W. (2006). *Unter vier Augen. Coaching für Manager*. Bergisch Gladbach: EHP.

Mead, G. H. (1969). *Sozialpsychologie*. Neuwied: Luchterhand.

Melnick, J. & March Nevis, S. (2001). Gestaltfamilientherapie. In R. Fuhr, M. Sreckovic & M. Gremmler-Fuhr (Hrsg.), *Handbuch der Gestalttherapie* (S. 937–952). Göttingen: Hogrefe.

Metzinger, T. (2010). *Der Egotunnel. Eine neue Philosophie des Selbst: Von der Hirnforschung zur Bewusstseinsethik*. Berlin: BvT.

Mortola, P. (2013). *Gestalttherapie mit Kindern und Jugendlichen*. Wuppertal: Peter Hammer.

Müller, B. (2001). Ein kategoriales Modell gestalttherapeutischer Diagnostik. In R. Fuhr, M. Sreckovic & M. Gremmler-Fuhr (Hrsg.), *Handbuch der Gestalttherapie* (S. 647–671). Göttingen: Hogrefe.

Oaklander, V. (1992). *Gestalttherapie mit Kindern und Jugendlichen*. Stuttgart: Klett-Cotta.

Perls, F. S. (1947). *Ego, Hunger and Aggression*. London: Random House [deutsche Ausgabe (1978). *Das Ich, der Hunger und die Aggression*. Stuttgart: Klett-Cotta.].

Perls, F. S. (1969/1974). *Gestalttherapie in Aktion*. Stuttgart: Klett-Cotta.

Perls, F. S. (1973/1980). *Grundlagen der Gestalttherapie.*München: Pfeiffer.

Perls, F. S. (1980). *Gestalt-Wachstum-Integration*. Paderborn: Junfermann.

Perls, F. S.; Hefferline, R. & Goodman, P. (1951). *Gestalt-Therapy. Excitement and Growth in Human Personality*. New York: The Julian Press [deutsche Ausgabe (1979). *Gestalttherapie. Lebensfreude und Persönlichkeitsentfaltung*. Stuttgart: Klett-Cotta.].

Piaget, J. (1986). *Das moralische Urteil beim Kinde*. München: dtv.

Piaget. J. & Inhelder, B. (1993). *Die Psychologie des Kindes*. München: dtv.

Polster, E. & Polster, M. (1975). *Gestalttherapie. Theorie und Praxis der integrativen Gestalttherapie*. München: Kindler.

Proust, M. (1977). *Auf der Suche nach der verlorenen Zeit*. Frankfurt am Main: Edition Suhrkamp.

Rogers, C. (1951). *Client-centered therapy*. Boston: Houghton Mifflin [deutsche Ausgabe (1973). *Die klient-bezogene Gesprächstherapie*. München: Kindler.].

Rudolf, G. (2004). *Strukturbezogene Psychotherapie*. Stuttgart: Schattauer.

Schulthess, P. (2015). Gestalttherapie vs. Transpersonale Therapie. *Gestalttherapie, 29*(1), 102–124.

Schulz von Thun, F. (2006). *Miteinander reden 3: Das »Innere Team« und situationsgerechte Kommunikation*. Reinbek: Rowohlt.

Sreckovic, M. (Hrsg.). (1999). *Leben an der Grenze. Essays und Anmerkungen zur Gestalttherapie*. Von Laura Perls (Autorin)/Milan Sreckovic (Bearbeitung).Bergisch Gladbach: EHP.

Stadler, C. & Kern, S. (2010). *Psychodrama. Eine Einführung*. Wiesbaden: Verlag für Sozialwissenschaften.

Staemmler, F.-M. & Bock, W. (1999). Verstehen und Verändern. Dialogisch-prozessuale Diagnostik. In R. Fuhr, M. Sreckovic & M. Gremmler-Fuhr (Hrsg.), *Handbuch der Gestalttherapie* (S. 673–687). Göttingen: Hogrefe.

Staemmler, F.-M. & Merten, R. (Hrsg.). (2008). *Therapie der Aggression. Perspektiven für Individuum und Gesellschaft*. Bergisch Gladbach: EHP.

Stevens, J. O. (2002). *Die Kunst der Wahrnehmung: Übungen der Gestalttherapie*. Gütersloh: Kaiser.

Traverso, G. (2011). Existenzielle Gedanken über den Gestaltzyklus der Erfahrung. *Gestalttherapie, 25*(1), 93–104.

Tugendhat, E. (2012). Spiritualität, Religion und Mystik. *Gestalttherapie, 26*(2), 2–12.

Votsmeier-Röhr, A. (1998). Dialogische Gestalttherapie. www.gestaltpsychotherapie.de/dialog.htm.

Votsmeier-Röhr, A. (2006). Dialogische Gestalttherapie als eine Variante prozess-erfahrungsorientierter Psychotherapie. In N. Gegenfurtner & R. Fresser-Kuby (Hrsg.), *Emotionen im Fokus. Gestalttherapeuten im Dialog mit Leslie Greenberg*. Bergisch Gladbach: EHP.

Walch, S. (2015). Durchbruch zum Menschsein. *Gestalttherapie, 29*(1), 74–93.

Wertheimer, M. (1925). *Über Gestalttheorie*. Vortrag vor der Kant-Gesellschaft, Berlin, am 17.12.1924. *Philosophische Zeitschrift für Forschung und Aussprache* (1), 39–60 [Reprint (1985). *Gestalt Theory, 7*(2), 99–120.].

Willi, J. (2011). *Die Zweierbeziehung*. Erweitert und überarbeitet. Reinbek: Rowohlt.

Wulf, R. & Boeckh, A. (2013). Anerkennung – Intersubjektivität – Selbstentwicklung und die Konsequenzen für die Theorie der Gestalttherapie. *Gestalttherapie 27*(2), 14–39.

Yontef, G. M. (1999). *Awareness, Dialog, Prozess. Wege zu einer relationalen Gestalttherapie*. Köln: EHP.

Wie finde ich qualifizierte Gestalttherapeutinnen und Gestalttherapeuten und wo gibt es qualifizierte Gestalttherapie-Ausbildungen?

Seit über 30 Jahren gibt es einen deutschen Dachverband der Gestalttherapie, die *Deutsche Vereinigung für Gestalttherapie (DVG)* mit etwa 1.000 Mitgliedern, die eine Internet-Liste qualifizierter Gestalttherapeutinnen und Gestalttherapeuten führt.

Ob man gut mit jemandem arbeiten kann, entscheidet allerdings nicht eine Liste, sondern letztlich die persönliche Begegnung.

Unter ihrem Dach befindet sich eine große Anzahl von Instituten, die qualifizierte Ausbildungen in Gestalttherapie, -Beratung, -Pädagogik, -Seelsorge, -Paartherapie, -Kindertherapie, -Supervision, -Körpertherapie und -Kunsttherapie anbieten.

Sicherlich gibt es auch außerhalb des Dachverbandes gute Ausbildungsinstitute. Man sollte aber darauf achten, ob diese den gleichen Standards entsprechen wie die *DVG*-Institute.

Deutsche Vereinigung für Gestalttherapie
Grünberger Str. 14
10243 Berlin
Tel.: 030 – 74 07 82 84
Fax: 030 – 74 07 82 85
Homepage: http://www.dvg-gestalt.de/